L'ABC de l'anesthésie Partie 1 (p

(

Alexei Valentinovich Tkhorevsky

L'ABC de l'anesthésie Partie 1 (physique, équipement, statistiques)

avec des points clés pour se préparer à l'examen de la Société européenne d'anesthésiologie et de soins intensifs

ScienciaScripts

Imprint

Any brand names and product names mentioned in this book are subject to trademark, brand or patent protection and are trademarks or registered trademarks of their respective holders. The use of brand names, product names, common names, trade names, product descriptions etc. even without a particular marking in this work is in no way to be construed to mean that such names may be regarded as unrestricted in respect of trademark and brand protection legislation and could thus be used by anyone.

Cover image: www.ingimage.com

This book is a translation from the original published under ISBN 978-620-5-49956-6.

Publisher:
Sciencia Scripts
is a trademark of
Dodo Books Indian Ocean Ltd. and OmniScriptum S.R.L publishing group

120 High Road, East Finchley, London, N2 9ED, United Kingdom
Str. Armeneasca 28/1, office 1, Chisinau MD-2012, Republic of Moldova, Europe

ISBN: 978-620-6-19482-8

Contenu

Introduction

La spécialité de l'anesthésiologie a été et reste multidisciplinaire. Elle s'appuie sur une large base théorique, fondée sur les principes fondamentaux de la physique, des mathématiques, de la physiologie, de la pharmacologie clinique et de l'anatomie topographique, ainsi que sur l'utilisation de ces connaissances dans la pratique quotidienne.

Par conséquent, de bonnes connaissances fondamentales associées à une bonne formation pratique vous aideront à devenir un bon spécialiste qui sera toujours sollicité pour des conseils par des collègues d'autres professions.

L'objectif de l'examen de la Société européenne d'anesthésiologie et de soins intensifs est d'atteindre le même niveau élevé de connaissances pour tous les anesthésistes en Europe. La possession du diplôme de la Société européenne d'anesthésiologie indique un niveau élevé de connaissances selon l'opinion du jury d'examen.

Le livre contient du matériel traduit à partir de sources libres pour préparer cet examen. Chaque chapitre est accompagné d'une liste de lecture pour vous aider à comprendre la matière. Toutes les images sont également tirées de sources gratuites.

J'aimerais souhaiter à mes chers étudiants qu'avec l'aide de cet ABC de l'anesthésiologie, ils atteignent les sommets de notre noble profession et rendent ce monde un peu plus lumineux et plus noble.

Et l'attention portée aux "petits détails" médicaux permet d'atteindre la perfection en matière de sécurité. Mais la perfection anesthésique n'est plus une bagatelle !

Ce livre est dédié à ma femme et à ma fille (merci pour votre soutien constant, votre implication et votre compréhension), à mes superviseurs (qui ont toujours insisté sur le fait qu'il n'y a pas de "petites choses" en anesthésiologie), à mes amis et collègues (qui m'ont aidé à être fort et confiant). Sans eux, ce livre n'aurait pas été possible.

Principes physiques
Unités de base SI

Mesure de la mesure	Unité SI	Description
Longueur	Mètre (m)	Distance parcourue par la lumière dans le vide en un certain temps.
Poids	Kilogramme (kg)	Masse d'une certaine pièce d'alliage platine-iridium entreposée à Sèvres près de Paris
L'heure	sec (c)	Fréquence du rayonnement émis par le césium-133
Ampérage	Ampère (A)	Le courant qui produit une force de 2 x 10-7 N/m entre deux fils parallèles droits de longueur infinie , situés à un mètre l'un de l'autre dans le vide.
Température	Kelvin (K)	1/273,16 de la température du point d'équilibre entre la vapeur d'eau, la glace et l'eau liquide. La température est une propriété de la matière qui détermine si la chaleur lui est transférée ou si elle en provient.
Le pouvoir de la lumière	Candela(cd)	Description du processus physique qui produit une candela de force lumineuse.
Quantité de substance	Mite (mol)	Quantité d'une substance contenant autant de particules que le nombre d'atomes contenus dans 12 g de carbone 12.

Unités SI dérivées

Mesure	Unité SI dérivée	Description
Température	Degré Celsius	La valeur d'un degré Celsius est égale à la valeur d'un degré Kelvin. Rapport : $°C = K - 273,15$
Le pouvoir de la	Newton	La force nécessaire pour accélérer une masse d'un kilogramme à une vitesse d'un mètre par seconde par seconde $1 N = 1 kg - m - s{-2}$
Pression	En pascals	Un pascal est égal à un newton par mètre carré. $1 Pa = 1 N - m^{-2}$
Énergie (ou travail)	Joule	La quantité d'énergie nécessaire pour déplacer un point d'application de la force d'un Newton sur une distance d'un mètre. $1 J = 1 N - m$.
	Electrovolt (eV)	Travail consacré au déménagement un électron à travers une différence de potentiel d'un volt dans le vide
Puissance	Watt (W)	Le taux d'énergie dépensée en joules par seconde. $1 W = 1 J - s^{-1}$
Fréquence	Hertz (Hz)	Fréquence en cycles par seconde.
Volume	Mètre cube (m3)	Un millième de mètre cube
	Litre (L)	
Charge	PENDENTIF(C)	Un coulomb est la quantité de charge transportée en une seconde par un courant d'un ampère. $C = A - s$
Potentiel électrique/force électromotrice	Volt (V)	Différence de potentiel entre deux points, transférant un joule d'énergie par coulomb. $V = J/C$. Mais $C = A - c$ et $W = J - c-1$, donc $V = W - A-1$. (Puissance = courant x différence de potentiel)
Résistance	Ohm	Une différence de potentiel d'un volt à un ampère donne une résistance de conducteur d'un ohm. $F = V - A^{-1}$
Capacité	farad (F)	Une capacité d'un farad crée une différence de potentiel d'un volt pour une charge électrique d'un coulomb. $F = C - V-1$
Inductivité	Henry (H)	Lorsqu'un courant électrique variant au rythme d'un ampère par seconde provoque une force électromotrice à travers une inductance d'un volt, le circuit a une inductance d'un Genri. $H = V - s - A^{-1}$
Flux magnétique/densité de flux magnétique	Weber (Vb)/tesla (T)	Un flux magnétique d'un Weber, traversant un circuit conducteur et diminuant jusqu'à zéro à une vitesse uniforme en 1 seconde, provoque un potentiel électrique d'un volt dans le circuit.

		Un Weber est égal à un volt-seconde. Wb = V - c. T = Wb - m-2
Densité	Kilogrammes par mètre cube (kg - m-3)	
Vitesse	Mètre par seconde (m - s-1)	
Accélération	Mètre par seconde par seconde (m - s-2)	

Caractéristiques du système de mesure

La mesure convertit la valeur d'une quantité physique en une forme observable et enregistrable, répétable et étalonnée.

• Dans le cadre de la surveillance médicale, les données peuvent être collectées directement si elles sont électriques.

• Les données peuvent également être un signal déclenché, comme dans le cas de la surveillance du blocage neuromusculaire, ou un signal converti.

• Le convertisseur transforme les données d'entrée en données ou signaux utilisables, généralement un signal électrique, par exemple une thermistance (température en signal électrique) ou un dispositif piézoélectrique (variation de pression en signal électrique).

Rapport signal/bruit (SNR)

Le rapport signal/bruit est une mesure de l'amplitude du signal électrique par rapport à l'amplitude du bruit de fond.

• Elle est définie comme le rapport entre la puissance du signal et la puissance du bruit

• Le bruit est principalement le résultat de signaux de fréquence provenant de lignes électriques et de signaux de radiofréquence, ainsi que de l'activité musculaire ajoutée à l'ECG.

• Un faible RSB peut être amélioré en éliminant le bruit, en utilisant des amplificateurs différentiels, des filtres et des moyennes de signaux répétés.

• Si l'amplitude est mesurée en volts ou en ampères :

SNR = 20 $\log_{10}$ amplitude du signal/ampleur du bruit

Systèmes de mesure - *caractéristiques statiques*

• Les caractéristiques statiques définissent les caractéristiques lorsque les données d'entrée ne changent pas.

• La précision est le degré auquel la quantité mesurée ou calculée correspond à sa valeur réelle (vraie). Elle est souvent exprimée en pourcentage

• La précision (également appelée reproductibilité) est la mesure dans laquelle des mesures ou des calculs ultérieurs donneront des résultats identiques ou similaires. Si un résultat est exact et fiable, il est dit valide (précis).

• La sensibilité est la relation entre la variation de la lecture de sortie et la valeur mesurée. Les systèmes moins sensibles permettent une plus grande portée.

• La linéarité est une mesure du degré de proportionnalité entre la valeur affichée et la valeur réelle. Dans un graphique de la relation entre l'entrée et la sortie, la forme idéale serait une ligne droite dont la pente représente la sensibilité.

• La non-linéarité peut être exprimée comme la différence maximale entre la valeur affichée et la valeur réelle ou comme cette différence en pourcentage de la sortie maximale. Le rotamètre est un exemple d'instrument intrinsèquement non linéaire.

• L'hystérésis est une mesure de la différence entre la valeur affichée et la valeur réelle, selon que la valeur réelle augmente ou diminue. Elle est observée lorsque des matériaux solides sont étirés et détendus (par exemple, les transducteurs de pression) et est causée par la perte d'énergie sous forme de friction et de chaleur. Un graphique de la relation entre la valeur réelle et la valeur affichée comportera deux lignes, l'une pour l'augmentation de la valeur réelle et l'autre pour sa diminution.

• La dérive est une mesure de l'ampleur des changements de la valeur affichée dans le temps et est généralement causée par des changements de température ou des composants instables dans le système. La dérive est corrigée par la mise à zéro.

Systèmes de mesure - *performance dynamique*

La performance dynamique reflète la capacité du système de mesure à répondre à des signaux d'entrée qui changent rapidement :

- Une réponse dynamique peut être de trois types :

■ Réponse d'ordre zéro - la valeur affichée répète exactement la valeur mesurée.

■ Réponse de premier ordre - la valeur affichée évolue de manière exponentielle vers la valeur réelle (par exemple, dans un capteur de température).

■ Réponse de second ordre - la valeur affichée peut s'approcher de la valeur réelle en tant que réponse de premier ordre ou fluctuer autour de la valeur réelle (par exemple, dans la surveillance invasive de la pression artérielle).

- Réponse échelonnée :

• Réponse à une augmentation rapide du système mesuré.

• Réfléchi :

• Le temps de réponse est le temps qui s'écoule entre la "montée en puissance" du système mesuré et l'affichage de 90 % du signal de sortie.

• Le temps de rampe est le temps nécessaire pour augmenter le signal de sortie de 10% à 90% de sa valeur finale.

- La réaction de déphasage :

• Tout signal peut être décomposé en ses composantes de fréquence (analyse de Fourier).

• Chacune de ces fréquences aura un délai différent lorsqu'elle traverse le système de mesure, ce qui peut fausser les résultats de la mesure.

• Amortissement

• Réponse en fréquence

Résonance et amortissement, réponse en fréquence

• Tout système qui oscille (comme un pendule) le fait avec sa propre fréquence ; celle-ci est appelée fréquence de résonance et est déterminée par les éléments d'inertie et de souplesse.

• L'énergie fournie au système à la fréquence de résonance amplifie le signal. Dans les mesures invasives de la pression artérielle, la résonance doit être évitée car elle provoque une distorsion de la forme d'onde et entraîne des erreurs de mesure.

• L'analyse de Fourier est la division mathématique des formes d'onde en composantes sinusoïdales avec une fréquence fondamentale (la plus lente) et des harmoniques (multiples de la fréquence fondamentale). Plus le nombre d'harmoniques reproduites est important, plus la décomposition du signal est précise. Une mesure invasive précise de la tension artérielle nécessite une analyse jusqu'à la dixième harmonique.

• Afin d'éviter toute distorsion, la fréquence de résonance du système invasif de mesure de la pression artérielle doit être manipulée de manière à ce qu'elle se situe en dehors de la plage de fréquences de fonctionnement. Cette manipulation doit inclure la fréquence fondamentale et toutes les harmoniques jusqu'à la dixième harmonique de la forme

6

d'onde de la pression artérielle. Pour ce faire, on utilise des cathéters courts, à parois rigides, larges, sans caillots de sang ni bulles d'air et avec le moins de connexions possible.

• La largeur de bande est la plage de fréquences à laquelle le système de mesure répond, et pour la mesure invasive de la pression artérielle, elle doit être comprise entre 0 et 20 Hz.

• La réponse en fréquence est la réponse du système (gain) en fonction de la fréquence du signal. Comme la réponse en fréquence varie, l'inexactitude de la puissance mesurée est possible ; elle est maximale à la fréquence de résonance.

• L'atténuation est la réduction progressive de l'amplitude de l'oscillation due à la dissipation de l'énergie. L'amortissement mécanique est nécessaire dans la surveillance directe de la pression artérielle afin de ne pas amplifier la forme d'onde par des pulsations ultérieures.

• Si le système n'est pas suffisamment amorti, les fluctuations se poursuivent pendant une longue période ; la surveillance invasive de la pression artérielle affichera des pressions systoliques faussement élevées et des pressions diastoliques faussement basses.

• L'amortissement critique se produit avec une chute de pression rapide pour éviter tout dépassement ; le facteur d'amortissement D est de 1,0.

• Bien qu'un amortissement excessif évite le dépassement, le système répondra lentement, ce qui se traduira par une pression systolique faussement basse et une pression diastolique faussement élevée, mais avec une pression artérielle moyenne (PAM) précise. Un amortissement excessif est courant et est causé par des bulles d'air ou des caillots sanguins.

• L'amortissement optimal se produit lorsque le facteur d'amortissement D est de 0,64, ce qui permet d'obtenir la réponse la plus rapide sans oscillation excessive. La précision dépend de la fréquence naturelle la plus élevée du système. Elle doit être 8 à 10 fois supérieure à la fréquence fondamentale (fréquence cardiaque maximale) et de préférence supérieure à 100 Hz. Cela nécessite l'utilisation d'une canule, d'un transducteur rigide et d'un tube rigide, étroit et court autant que possible pour amener la résonance mécanique du système au-dessus de la plage de fréquence souhaitée de 0,5-40Hz. Le résultat inévitable est un compromis entre la vitesse de réponse et la précision.

Calibrage

L'étalonnage est l'ajustement ou la correction d'un appareil de mesure ou d'un niveau de référence, généralement en l'alignant sur une mesure connue de manière fiable et immuable.

• La courbe d'étalonnage est une représentation graphique de la relation actuelle entre la valeur attendue du signal observé et la valeur mesurée.

• L'étalonnage vise à éliminer l'influence de l'écart sur la mesure. L'écart peut être graduel (la valeur mesurée augmente de manière disproportionnée par rapport à l'augmentation de la valeur d'entrée) ou décalé (chaque valeur mesurée a un écart constant). Ils nécessitent un étalonnage en un seul point. La combinaison d'un décalage et d'une dérive de gradient nécessite un étalonnage en deux points.

Système de surveillance de la pression sanguine intra-artérielle

Quels sont les composants d'un système invasif de surveillance de la pression artérielle

?

Le système se compose d'une canule intra-artérielle reliée dans une colonne à une solution saline héparinée et à un transducteur.

Le capteur convertit l'énergie mécanique du mouvement du diagramme
en un signal électrique qui est amplifié et traité.

La colonne saline est responsable du mouvement du diagramme dans le transducteur lorsque la pression artérielle varie.

Quelles informations peuvent être tirées de la forme de l'onde de la pression artérielle ?

> Pression artérielle (systolique, diastolique et pouls)
> Fréquence cardiaque
> Contractilité (selon la pente du pouls systolique ascendant)
> Contractilité (selon la pente de la montée systolique)
> Résistance vasculaire systémique (basée sur la forme de la décortication)
> Volume de l'impact (en mesurant l'aire sous la courbe)
> Débit cardiaque (sur la base des informations ci-dessus)
> Vibrations respiratoires.

Quand utilise-t-on une ligne artérielle pour surveiller la pression artérielle ?

Il existe de nombreuses indications pour la surveillance directe de la pression artérielle, notamment

> Patients chez qui l'on s'attend à des variations rapides de la pression artérielle, en particulier en cas de traumatisme ou d'intervention chirurgicale importants, et chez les patients recevant un traitement inotrope.
> Lorsque des prélèvements sanguins artériels fréquents sont indiqués
> séjour prolongé en unité de soins intensifs ou suivi après un arrêt cardiaque)

Quand la surveillance non invasive de la pression artérielle est imprécise.

Chez les patients obèses et les patients présentant une arythmie importante.

Quelles sont les complications liées à la pose d'une ligne artérielle ?

Les complications peuvent être précoces ou tardives.

> Les complications précoces comprennent la formation d'hématomes, l'ischémie, la douleur et les lésions nerveuses (radiales).
> Les complications tardives comprennent l'ischémie, la thrombose et l'infection.

Que savez-vous du test Allen ?

Le test d'Allen est un test simple qui permet de vérifier que le membre distal est correctement irrigué en cas d'occlusion de l'artère radiale. Le patient serre le poing et le médecin comprime les artères radiale et cubitale avec ses doigts. Le patient relâche ensuite le poing serré, qui est maintenant blanc en raison du manque d'apport sanguin. Le médecin relâche alors l'artère cubitale du patient pour s'assurer que la main du patient déborde rapidement du sang de l'artère cubitale.

Si la main ne devient pas rose dans les 5 secondes, cela indique que les collatérales de l'artère radiale à l'artère cubitale ne sont pas suffisantes pour perfuser la main et qu'il faut trouver un autre endroit pour la canulation artérielle.

Qu'est-ce que la fréquence naturelle ?

Il s'agit de la fréquence à laquelle le système oscillera s'il est perturbé et laissé à lui-même. La fréquence propre est proportionnelle à la racine carrée de la longueur et du diamètre et inversement proportionnelle à la souplesse et à la densité.

Un système de surveillance de la pression sanguine intra-artérielle (PSI) contient un système de tubes rigides courts et de grand diamètre afin d'augmenter sa fréquence naturelle. La fréquence du système est généralement supérieure à 40 hertz. Une chute de la fréquence du système en dessous de 40 hertz détruit l'onde mesurée.

Détermination de la résonance et de l'amortissement

- Résonance : tendance d'un système à osciller.
- Amortissement : tendance du système à résister aux fluctuations.

Où trouvez-vous l'amortissement et la résonance dans votre pratique ?

Pendant la surveillance invasive de la pression artérielle et de la CVP. Les deux utilisent un transducteur graphique, qui est perturbé par des ondes de pression oscillant dans la colonne de liquide. La précision de la surveillance est affectée à la fois par la résonance et l'amortissement. L'influence de la résonance doit être éliminée en s'assurant que la fréquence naturelle du système est dix fois supérieure à la fréquence fondamentale mesurée.

L'amortissement peut être dû à tout ce qui affecte la transmission de la pression artérielle au transducteur. Les causes les plus courantes sont l'embolie gazeuse, les caillots sanguins et les canules pliées.

À quoi ressemblerait un système dont l'amortissement serait excessif/insuffisant ?

Amortissement excessif

> Pression artérielle systolique basse
> Pression artérielle diastolique élevée
> Pression artérielle moyenne inchangée

Amortissement insuffisant

> Pression artérielle systolique élevée
> Pression artérielle diastolique basse
> Pression artérielle moyenne inchangée

Quel est l'amortissement optimal ? Comment peut-on le vérifier ?

Un équilibre entre la résonance et l'amortissement doit être établi. En rinçant la ligne artérielle, le système doit osciller pendant 2 à 3 cycles avant de se stabiliser. Il s'agit de l'amortissement optimal, auquel on attribue une valeur de 0,64.

- Un système dont l'amortissement est insuffisant continuera à osciller pendant plus de trois cycles.
- Un système avec un amortissement excessif n'oscille pas du tout.

Enfin, que savez-vous de l'amortissement critique ?

L'amortissement critique se produit lorsqu'il n'y a pas d'oscillation en réponse à une perturbation ; sa valeur est de un.

R. A. Leslie, E. K. Johnson, et A. P. L. Goodwin (2011). Mesure de la pression artérielle, résonance et amortissement. Dr. Podcast Scripts for the Primary FRCA.

Section 2

Une mécanique simple

Mécanique simple et pression

- La masse est la quantité d'une substance dans une substance et se mesure en kilogrammes.
- Une force est un effet physique qui modifie l'état de repos ou de mouvement d'un corps. Elle provoque une accélération du corps dans la direction de la force et est un vecteur (c'est-à-dire qu'elle a une direction et une magnitude). L'unité de force dans le SI est le newton
- Le travail est une forme d'énergie ; chaque fois qu'une énergie est dépensée, un travail est effectué. La quantité de travail effectué est égale à la force multipliée par la distance parcourue dans la direction de la force. L'unité de travail dans le SI est le joule.
- La puissance est la vitesse à laquelle un travail est effectué. Elle peut donc être mesurée en joules par seconde, également appelés watts.
- La première loi de Newton stipule qu'un corps reste au repos avec une vitesse constante à moins qu'une force n'agisse sur lui.
- La deuxième loi du mouvement de Newton stipule que la force = la masse x l'accélération

D'où $N = kg - m - s{-2}$; $J = kg - m2 - s{-2}$ et $W = kg - m2 - s{-3}$

- La troisième loi de Newton stipule que toute action entraîne une réaction égale et opposée.

Humidité

Qu'entendez-vous par le terme "humidité" ?

Le terme "humidité" fait référence à la quantité de vapeur d'eau présente dans l'atmosphère et se divise en deux types :

L'humidité absolue est la masse totale de vapeur d'eau présente dans l'air par unité de volume. (AB, $kg.m^{-3}$ ou $g.m^{-3}$)

L'humidité relative est le rapport entre la quantité de vapeur d'eau dans l'air et la quantité qui serait présente à la même température si l'air était entièrement saturé. (HR, %)

Ou le rapport entre la   pression de la vapeur d'eau dans l'air et la   pression de la vapeur d'eau dans l'air.

la pression de vapeur d'eau saturée à une température donnée. (OV, %)

Le tableau suivant indique les valeurs normales de l'humidité absolue

Air inhalé à 20°C	17 gm^{-3}
Partie supérieure de la trachée, entièrement saturée à 34°C	34 gm^{-3}
12 Alvéoles, complètement saturées à 37°C	44 gm^{-3}

Qu'est-ce que le point de rosée ?

· Le point de rosée est la température à laquelle l'humidité relative dépasse 100 % et où l'eau se condense à partir de la phase vapeur pour former un liquide (rosée).

Comment l'humidité de l'air est-elle mesurée ?

· Utilisation d'un hygromètre. Il s'agit d'un instrument permettant de mesurer l'humidité d'un gaz.

Expliquer le graphique d'humidité

Le graphique de l'humidité montre comment une quantité fixe de vapeur d'eau dans l'atmosphère entraîne une variation de l'humidité relative en fonction de la température actuelle. Il souligne également l'importance de l'humidification complète des voies respiratoires supérieures de la pièce par l'ajout de 27 g.m.$^{-3}$ de vapeur d'eau.

Vous devez connaître l'humidité absolue à une température corporelle de 36,6.

Рисунок 1. График влажности

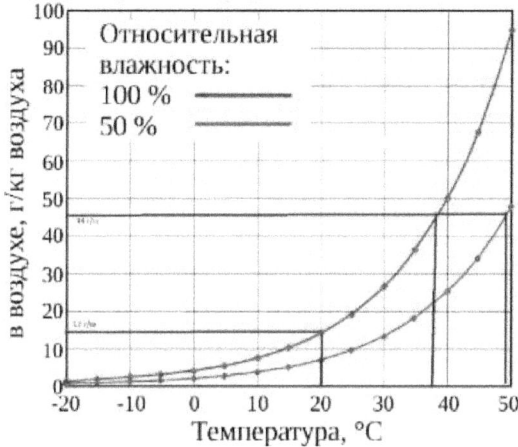

100% OV après avoir tracé et marqué les axes, tracez les principales valeurs y comme indiqué dans la figure.

La ligne des 100 % coupe l'axe des ordonnées à 8 gm^{-3} et monte en parabole en coupant les points indiqués. Ces points doivent être exacts.

À 50 % d'humidité relative, cette courbe croise chaque point de l'axe des x à la moitié de la valeur des y de la ligne des 100 % d'humidité relative.

L'air à 50% de VO ne peut contenir 44 g.m.$^{-3}$ d'eau tant qu'il ne dépasse pas 50°C. Le graphique montre qu'une quantité fixe de vapeur d'eau peut conduire à des VO différentes en fonction de la température.

L'humidité relative est donc la masse de vapeur d'eau présente dans un volume de gaz donné, exprimée en pourcentage de la masse totale qui saturerait ce volume de gaz à la même température et à la même pression.

• La pression partielle de l'eau étant proportionnelle à sa masse, l'humidité relative est également égale à la pression de la vapeur d'eau divisée par la pression de la vapeur d'eau saturée.

• La quantité d'eau nécessaire pour saturer le gaz augmente avec la température.

• L'hygromètre à cheveux mesure l'humidité relative. Lorsque l'humidité relative augmente, la longueur des cheveux augmente, ce qui fait bouger la flèche.

Un hygromètre à bulbe humide et sec utilise deux thermomètres à mercure en verre. L'un d'eux mesure la température ambiante. Le second thermomètre est placé dans un récipient ouvert contenant de l'eau, qui se refroidit au fur et à mesure que l'eau s'évapore en raison de la perte de chaleur latente de vaporisation. L'humidité ambiante modifie le taux d'évaporation et donc la différence de température mesurée par les deux thermomètres. Des tableaux peuvent être utilisés pour déterminer l'humidité relative à

11

une différence de température donnée.

- Dans l'hygromètre de Regnault, l'air passe à travers un tube recouvert d'argent contenant de l'éther et la température à laquelle la condensation se forme à l'extérieur du tube est notée. Cette température est appelée point de rosée et correspond à la température à laquelle l'air ambiant est complètement saturé. La pression de vapeur saturée (PVS) au point de rosée divisée par la PVS à la température ambiante est égale à l'humidité relative. L'humidité relative et l'humidité absolue peuvent être déterminées à l'aide de tableaux.

L'humidité absolue peut également être mesurée par la variation de la résistance ou de la capacité d'une substance due à l'absorption de la vapeur d'eau de l'atmosphère. Un spectromètre de masse ou l'absorption de la lumière ultraviolette peuvent également être utilisés pour mesurer l'humidité.

Quelle est l'importance de l'humidité dans le bloc opératoire ? Quelle est l'importance clinique de l'humidité de l'air inhalé ?

Des niveaux d'humidité contrôlés dans les salles d'opération assurent un environnement de travail confortable et minimisent la perte de chaleur du patient et l'accumulation d'électricité statique. L'humidité relative est maintenue entre 40 et 60 %. Un environnement trop humide devient inconfortable ; trop sec, il y a un risque d'électricité statique et d'étincelles.

Si des gaz anesthésiques froids ou secs sont administrés au patient, un réchauffement et une humidification se produisent lorsque le gaz passe dans les voies respiratoires. Ce processus élimine la chaleur et l'humidité des voies respiratoires du patient. La déshumidification des voies respiratoires est le plus important des deux effets car la perte de chaleur est minime, bien qu'elle puisse être calculée simplement :

Perte de chaleur lors du chauffage de l'air froid

$E = Ve\ p\ c\ AT$, où E est l'énergie, Ve est la ventilation minute, p est la densité de l'air, c est la capacité thermique spécifique de l'air et AT est le changement de température de 20 "C à 37 "C.

Perte de chaleur lors de l'humidification de l'air sec

$E = VeAB\ c$, où AB est l'humidité absolue à 37 C

Environ 10 watts par heure[-1] peuvent être consommés par les voies respiratoires du patient pour réchauffer et humidifier le gaz froid et sec.

Humidificateurs d'air

- L'humidification de l'air est importante pour prévenir les phénomènes suivants :
- Assèchement des muqueuses respiratoires
- Epaississement du mucus, entraînant une obstruction des voies respiratoires
- diminution de l'activité ciliaire
- Kératinisation et ulcération
- perte de chaleur (réduction de la perte de chaleur latente par la respiration)
- Les méthodes peuvent être actives ou passives

Passif	
Instillation d'une solution saline/eau trachéale	Potentiellement dangereux - Inefficace
Humidificateur à bouteille	• L'oxygène passe dans l'eau à température ambiante • Dans le meilleur des cas, une humidité relative de 40 % est atteinte

Sodium calcifié dans le système respiratoire	La réaction de la chaux sodée avec le CO_2 produit de l'eau comme sous-produit. - Peut atteindre une humidité relative de 60 à 70 %.
Échangeur de chaleur et d'humidité (HME)	Hygroscopique, constitué d'une mousse ou d'une membrane à revêtement chimique • Les gaz d'échappement traversent la capsule et permettent d'économiser de l'eau et de la chaleur en conservant la chaleur latente de la vapeur. • Jusqu'à 90 % d'efficacité
Actif	
Un sauna avec eau chaude	Réservoir d'eau thermostatique de grande surface traversé par le gaz inhalé • Possibilité d'atteindre 100 % d'humidité (saturation totale) • Risque de brûlures, de choc électrique et de contamination microbienne
Nébuliseurs	Créer un brouillard fin dans le gaz d'alimentation • Pas de limite de saturation • L'excès d'eau peut se déposer dans la trachée.

Incendies et explosions

Trois conditions sont nécessaires pour qu'un incendie ou une explosion se produise
• Matières combustibles
• Source d'inflammation - énergie d'activation
• Oxygène (ou autre agent oxydant, par exemple N2O) pour entretenir la combustion. Il en résulte des produits de réaction et de l'énergie thermique qui augmentent la température du mélange.
• Limites d'inflammation : rapport entre le combustible et l'oxygène au-delà duquel (dans un sens ou dans l'autre) le mélange ne s'enflamme pas. Par conséquent, les limites d'inflammabilité seront différentes si le combustible est dans l'oxygène ou dans l'air.
• Mélanges stœchiométriques : il s'agit de combinaisons de carburant et d'oxygène dans un rapport tel que tous les ingrédients sont utilisés. Les réactions qui se produisent dans ce rapport produisent le plus d'énergie et sont plus susceptibles d'être des explosions.

Sources d'inflammation

• Électricité statique (des précautions antistatiques ont été prises dans la salle d'opération et dans l'équipement, mais avec l'élimination progressive de l'éther et du cyclopropane, ces précautions ne sont plus nécessaires).
• Autres sources d'étincelles (par exemple, équipement défectueux)
• Diathermie
• Lasers
• Appareils à rayons X
• Surfaces chaudes/chaleur

Combustibles

• Agents anesthésiques (principalement historiques, par exemple cyclopropane, éther diéthylique)
• Chlorure d'éthyle
• Alcool chirurgical
• Méthane et hydrogène provenant de l'intestin du patient
• Huile et graisse sur les bouteilles (l'introduction soudaine de graisse ou d'huile sur

une bouteille d'oxygène à haute pression, par exemple lors de l'ouverture de la bouteille, peut provoquer une chaleur suffisante pour l'enflammer et provoquer une explosion).

Littérature

Matthew, E. Cross. & Emma, V.E. Plunkett. (2014). Humidity. Physique, pharmacologie et Physiology for Anaesthetists Key concepts for the FRCA second edition. (pp. 43 - 46) New York, USA : Cambridge University Press.

Thermodynamique

Le point de congélation est la température à laquelle un liquide réfrigérant devient solide à une pression donnée. Plus la pression augmente, plus le point de congélation s'élève

Le point d'ébullition est la température à laquelle un liquide chauffé se transforme en gaz à une pression donnée. C'est le point où la pression de vapeur saturée est égale à la pression ambiante.

• La chaleur latente *de fusion* est l'énergie nécessaire pour faire passer une substance de l'état solide à l'état liquide sans modifier sa température (unité J kg $^{-1}$).

• La chaleur latente *de formation de vapeur* est l'énergie nécessaire pour faire passer une substance de l'état liquide à l'état gazeux sans changement de température (unité J kg^{-1}). La chaleur latente est nécessaire pour rompre les liaisons qui maintiennent la substance à l'état solide ou liquide. Ainsi, dans un système isolé, lorsqu'un liquide s'évapore, la température du liquide restant diminue en raison de l'énergie nécessaire à l'évaporation.

La pression de vapeur est la pression créée par les molécules d'un liquide qui rebondissent sur sa surface et exercent une pression sur les parois d'un récipient fermé. Une augmentation de la température accroît l'énergie cinétique des molécules, ce qui augmente la pression de vapeur de manière non linéaire.

La pression de vapeur saturée (PVS) à une température donnée est la pression de vapeur à l'équilibre lorsque le nombre de particules quittant le liquide est égal au nombre de particules y entrant et que l'air ambiant est saturé.

• *Les propriétés quantitatives d'une solution* sont le changement de ses propriétés en fonction du nombre de particules de substance dissoute présentes.

L'augmentation de la concentration molaire de la substance dissoute s'accompagne d'une augmentation proportionnelle de la concentration molaire de la substance dissoute.

• augmentation de la pression osmotique

• point de congélation plus bas (1,86 K par osmole de soluté par kg de solvant) ; d'où le salage des routes en hiver et le principe de l'osmomètre.

• augmentation du point d'ébullition (0,52 K par osmole par kg)

• la réduction de la pression de vapeur du solvant est la loi de **Raoult**.

La mesure de l'osmolarité ou de l'osmolalité peut utiliser l'une des propriétés quantitatives susmentionnées.

• *Osmolarité* = nombre d'osmoles de substance dissoute par litre de solution

• *Osmolalité* = nombre d'osmoles de substance dissoute par kilogramme de solvant

• En dessous de 500 mOsm, la masse de la substance dissoute est négligeable et les termes sont interchangeables.

• Tonicité = osmolarité effective de la solution. Elle tient compte des particules capables d'exercer une pression osmotique à travers une membrane donnée.

Osmolalité plasmatique et urinaire

Application pratique. En comparant les résultats anormaux d'osmolalité urinaire et/ou plasmatique, le médecin peut déterminer l'état sous-jacent du patient. Par exemple, une osmolalité plasmatique élevée ou normale associée à une osmolalité urinaire élevée peut indiquer une déshydratation, une maladie rénale ou une insuffisance cardiaque congestive, tandis qu'une osmolalité plasmatique faible associée à une osmolalité urinaire élevée peut indiquer un SIADH (syndrome de sécrétion inadéquate de l'hormone antidiurétique).

Le point triple de l'eau est la seule combinaison de pression et de température à laquelle les trois phases - glace, eau et vapeur d'eau - coexistent en équilibre. Il se situe à une pression de 0,006 atmosphère (611,7 Pa) et à une température de 0,01°C. Il fait partie de la définition du degré Kelvin. Il fait partie de la définition du degré Kelvin.

Mesure de la température

- Un thermomètre fonctionne en exploitant la modification d'une propriété physique d'une substance causée par la température. Pour être précis, ce changement doit être fiable, reproductible et quantifiable.
- Les thermomètres de contact fonctionnent en s'équilibrant à la température du corps mesuré, ils doivent donc être en contact direct avec le corps.
- Les thermomètres sans contact fonctionnent à distance

Thermomètres sans contact

Le thermophile mesure le rayonnement infrarouge émis par le tympan, ce qui constitue la base du thermomètre tympanique. Il se compose de plusieurs thermocouples montés en série pour augmenter la tension générée. Les contacts de référence sont reliés à une masse thermostable à température ambiante et les contacts de mesure sont exposés au rayonnement infrarouge du tympan.

Thermomètres à contact
Thermomètres physiques

- Ils peuvent utiliser le changement de densité de certains
- métal (bilame)
- les liquides (alcool ou mercure dans le verre)
- Thermomètres à cristaux liquides - contiennent des cristaux d'un liquide sensible à la température qui changent de couleur lorsque la température varie.
- gaz (thermomètre à gaz à volume constant)
- Un thermomètre de Bourdon mesure en fait la température, mais il est calibré pour indiquer la température.

Thermomètres électriques

- Dans un thermomètre à platine, une augmentation de la température entraîne une augmentation mesurable de la résistance. Il est généralement inclus dans un circuit de transistor à thermistance.
- Un thermistor contient une bille semi-conductrice en oxyde métallique dont la résistance diminue avec l'augmentation de la température. Elle est également souvent utilisée dans les circuits à thermistance et à transistor. Parce qu'ils réagissent rapidement, les thermistances sont utilisées pour mesurer la température du corps dans la salle d'opération et la température du sang dans le cathéter de l'artère pulmonaire. L'autoclavage modifie l'étalonnage, ce qui entraîne une imprécision.

• Dans un thermocouple, une tension proportionnelle à la température est générée à la jonction de deux conducteurs différents (effet **Seebeck**). La tension totale générée est la différence entre les deux tensions générées par chaque conducteur. Pour étalonner le thermocouple, la jonction de référence est maintenue à une température constante. Les thermocouples sont simples, bon marché, robustes, petits et fonctionnent dans une large gamme de températures.

La chaleur est une mesure de l'énergie cinétique vibratoire (K.E. = 1/2 mv2) des particules de matière et dépend du nombre de particules. La chaleur peut être transférée d'une substance à une autre

• La capacité thermique spécifique est la quantité de chaleur nécessaire pour augmenter la température d'un kilogramme d'une substance d'un Kelvin.

• La température est l'état thermique d'un objet et une mesure de la capacité à transférer la chaleur à un autre objet. Par conséquent, un petit objet à une température élevée peut contenir moins de chaleur qu'un grand objet à une température plus basse.

• La calorimétrie est la mesure de l'énergie potentielle chimique stockée dans les liaisons de la matière organique. Elle consiste à brûler la matière en dioxyde de carbone et en eau dans une chambre contenant de l'oxygène et entourée d'une certaine quantité d'eau ou de glace. La quantité d'énergie libérée peut être calculée en mesurant l'augmentation de la température de l'eau ou la quantité de glace fondue.

Les lois de la thermodynamique

Loi du zéro : si le système A et le système B sont en équilibre thermique avec le système C, alors le système A est en équilibre thermique avec le système B (c'est le concept de température).

• Première loi : dans un système fermé, la quantité totale d'énergie interne reste constante.

• La deuxième loi : dans un processus thermodynamique naturel, la somme de l'entropie (une mesure du désordre dans les grands systèmes) augmente.

• Troisième loi : l'entropie (la dissipation irréversible de l'énergie d'un système) approche une valeur constante lorsque la température se rapproche du zéro absolu.

• La conduction est le transfert de chaleur d'une substance à une autre en transférant l'énergie des molécules aux molécules voisines ; elle se produit sans que la substance elle-même ne bouge. Les vêtements retiennent une couche d'air qui agit comme un isolant car l'air est un mauvais conducteur de chaleur.

• La convection est le transfert de chaleur à travers un liquide ou un gaz par le mouvement du liquide ou du gaz lui-même.

• Le rayonnement est le transfert de chaleur au moyen d'ondes électromagnétiques.

• L'évaporation est le changement d'état d'un liquide à une vapeur, qui résulte de la rupture des liaisons intermoléculaires entre les molécules. La perte de chaleur latente de la formation de vapeur à la surface de la peau entraîne un refroidissement qui peut être décuplé par la transpiration.

• Le coefficient de dilatation linéaire est une mesure de l'ampleur de la dilatation d'un métal donné lorsque sa température augmente et constitue la base du bilame.

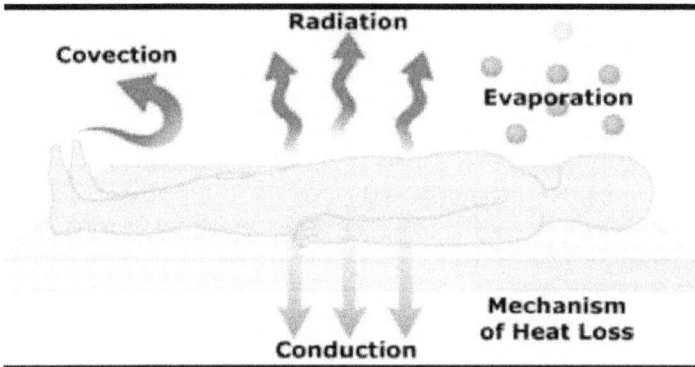

Perte de chaleur

Quel est le mécanisme de la perte de chaleur au cours d'une intervention chirurgicale ?

La chaleur peut être perdue par le patient de cinq manières principales au cours de l'anesthésie et de la chirurgie

Rayonnement

La perte d'énergie thermique du corps par la transmission du rayonnement infrarouge du corps vers un second milieu qui n'est pas en contact direct avec lui et qui a une température plus basse. Elle est proportionnelle au quatrième degré de la différence de température entre le corps et l'environnement. (4060% de perte de chaleur)

Convection

Perte d'énergie thermique du corps par le mouvement de l'air sur une zone ouverte qui élimine l'air précédemment chauffé et met l'air non chauffé en contact avec lui. L'effet est proportionnel à la surface exposée du corps et au degré de mouvement de l'air. (25-30% de perte de chaleur)

Productivité

Perte d'énergie thermique d'un corps par transfert direct de cette énergie à un système voisin qui est en contact direct avec lui et dont la température est plus basse. (5% de perte de chaleur)

Évaporation

Perte d'énergie thermique d'un corps due à la chaleur latente de la formation de vapeur qui doit lui être retirée lorsque les liquides en contact avec le corps passent en phase vapeur. (15-50% de perte de chaleur)

La respiration

Perte d'énergie thermique du corps causée par l'humidification (8 %) et le réchauffement (2 %) de l'air inhalé. (5-10% de perte de chaleur)

Les processus impliqués dans la perte de chaleur par la respiration comprennent les pertes par évaporation et par conduction qui se produisent dans les voies respiratoires. Cependant, ils sont souvent considérés séparément parce que des soins différents - ventilation, réchauffement et humidification des gaz inhalés - sont nécessaires pour minimiser ces pertes par rapport à d'autres types de perte de chaleur corporelle.

La température d'évaporation latente est définie comme l'énergie, en J/kg, nécessaire

17

pour convertir un liquide en vapeur sans changement de température. Il s'agit de la principale source de perte de chaleur respiratoire (10 à 15 % de la perte totale de chaleur basale se produit par la trachée), et elle est nulle à la température critique. La température latente de la vapeur est plus basse à des températures plus élevées parce qu'un plus grand nombre de molécules du liquide s'approchent du niveau d'énergie nécessaire pour s'échapper de l'état de vapeur.

Aspects cliniques de la chaleur et de la température

La proportion de perte de chaleur chez un patient anesthésié est d'environ

- Conduction 3%-5%
- Convection 30
- Rayonnement 40%-50%
- Evaporation 20%-25%
- Respiration 0%-10%

Effet de l'anesthésie générale sur la température du patient

- Salle froide
- Manque de vêtements
- Inhibition du centre de thermorégulation avec réduction des frissons
- Flux sanguin vers la périphérie
- Liquides intraveineux froids et liquides d'irrigation chirurgicale
- Pertes par évaporation latente des gaz médicaux
- Absence de signaux afférents à la température du patient sous anesthésie, effet de l'anesthésie neuroaxiale.
- Sédatifs qui augmentent la dissipation de la chaleur

- Les phénothiazines exacerbent le refroidissement en raison de   leurs   propriétés alpha

blocage, effet vasodilatateur

L'hypothermie périopératoire (<36°C) survient chez 20 % des patients opérés. L'évaporation des surfaces tissulaires exposées entraîne une perte de chaleur rapide et l'apparition rapide de l'hypothermie. Les patients peuvent être réchauffés de manière passive ou active, avec un soutien physiologique et de réanimation adéquat pour contrôler l'hypotension, la bradycardie et la bradypnée. Des frissons peuvent survenir lorsque le corps se refroidit et peuvent augmenter l'activité métabolique jusqu'à 600 % chez les adultes. Pendant l'EVI, la perte de chaleur par convection des voies respiratoires inférieures augmente considérablement (jusqu'à 30-45 %), avec une réduction compensatoire de la perte de chaleur par la peau en raison de la centralisation de la circulation. Chez les patients non intubés, la température de la peau est maintenue avec succès, mais le gradient dermo-rectal (At) augmente, ce qui indique une thermogenèse accrue.

Une baisse de la température corporelle de 1 °C augmente la consommation d'oxygène de 60 %.

Effets physiologiques de l'hypothermie :

1. Cardiovasculaire : arythmies, dépresseur direct du myocarde, risque d'événements myocardiques indésirables, hypotension, vasoconstriction périphérique, troubles circulatoires périphériques, frissons postopératoires avec augmentation de la consommation d'oxygène.

2.   Respiration : hyperventilation, alcalose respiratoire, déplacement vers la gauche de la courbe de dissociation de l'oxyhémoglobine (ODC).

3.   Hématologique : coagulopathie

4.   Rénal : augmentation du flux sanguin rénal et diurèse

5.   Neurologique : effet dépressif sur le SNC

6.   Appareil gastro-intestinal : altération de la fonction hépatique, pancréatite et altération de la circulation des morceaux d'aliments dans l'intestin.

7.   Métabolique : augmentation du taux métabolique en raison des frissons, puis diminution du taux métabolique avec une nouvelle baisse de la température, prolongation de l'action des médicaments, concentration alvéolaire minimale (CAM) des substances volatiles.

8.   f risque d'infections dans la zone chirurgicale **Les causes de l'hyperthermie dans la salle d'opération sont les suivantes :**

• Maladie : septicémie

• D'origine médicamenteuse : hyperthermie maligne

• L'environnement.

Lieux de mesure de la température corporelle

• Nasopharynx

• Tiers inférieur de l'œsophage

• Cathéter de perfusion intraveineuse

• Sonde urétrale

• Appareil de réanimation cardio-pulmonaire *Endroits de mesure de la température du cœur*

• Zone des aisselles

• Zone buccale

• Vessie

• Rectale (tend à se décaler, peu fiable en raison de la présence de matières fécales)

Le ballonnet du cathéter de l'artère pulmonaire se trouve à l'extrémité, tandis que la thermistance se trouve à 3,7 cm en amont. Une légère diminution de la précision est due au vieillissement, mais la précision est de l'ordre de 1^0 C. La température de l'artère pulmonaire équivaut à la température centrale. La thermistance est constituée d'une petite perle de matériau semi-conducteur. Son coefficient de résistance à la température est négatif et sa réponse n'est pas linéaire. La thermistance réagit plus rapidement qu'un thermocouple en raison de sa faible capacité thermique et peut être utilisée pour mesurer le débit. Le temps de réponse est inférieur à 0,2 seconde. La réponse est non linéaire. L'effet Seebeck s'applique au thermocouple.

La température périphérique (cutanée) doit être inférieure d'environ 2°C à 4°C à la température du corps.

La perte de chaleur par *convection* est traitée par une isolation passive, par exemple en utilisant une couverture pour maintenir l'air chaud près du patient. La perte de chaleur par *rayonnement* est obtenue en minimisant le gradient de température entre le patient et l'environnement, soit en augmentant la température de la pièce, soit en chauffant l'air de manière forcée. Les pertes *par évaporation* peuvent être importantes, par exemple lors d'une laparotomie, et sont souvent difficiles à compenser.

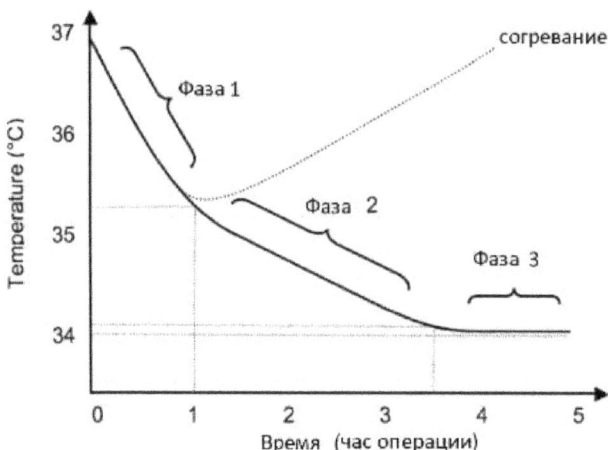

Figure 2 : Perte de chaleur pendant l'opération

Phase 1 entre 37°C et 35,5° pendant 1 heure. La diminution de la température corporelle durant cette phase est due à la perte du gradient de température entre le cœur et la périphérie, ce qui entraîne une redistribution de la chaleur corporelle.

La phase 2 est une pente plus douce au cours des 2,5 heures suivantes, représentant la perte réelle de chaleur corporelle pendant l'opération, comme indiqué dans la phase précédente. La pente La pente de cette phase peut être modifiée par un réchauffement passif ou actif, et peut être tracée comme une ligne de réchauffement, comme indiqué.

Phase 3 La ligne du plateau final se situe aux alentours de 34 °C et représente le point où les mécanismes de thermorégulation altérés commencent à agir pour stabiliser la température.

Systèmes de chauffage pour les patients

Couvertures et matelas

Couvrez le patient autant que possible avec des couvertures chaudes. L'hypothermie peut survenir avant même que l'anesthésie ne soit pratiquée, c'est pourquoi il faut couvrir le patient en attendant.

• Les réchauffeurs à air pulsé (PAV) sont recommandés pour les opérations de plus de 30 minutes. Ils utilisent la convection pour prévenir et traiter l'hypothermie. Chez les enfants et les nouveau-nés, la meilleure façon de procéder consiste à allonger le patient sur une couverture et à souffler de l'air chaud autour de lui.

• Les complications de la VPP comprennent les brûlures (surtout en cas d'utilisation incorrecte, par exemple lors de l'utilisation d'un tuyau ou au cours d'une chirurgie vasculaire majeure pour un rétrécissement aortique), les escarres (chez les artériopathes) et l'augmentation des infections (non prouvée).

• Les couvertures électriques peuvent interférer avec la surveillance

• D'autres méthodes incluent les matelas/blanchisseries remplis d'eau, les couvertures en polymère résistif, les réchauffeurs électriques.

Température et humidité ambiantes

• Visez une température ambiante de 22°C-24°C et une humidité d'environ 50 %. Il s'agit d'un bon compromis entre le refroidissement du patient et un environnement de travail tolérable.

20

- Utiliser des gaz humidifiés pour l'inspiration (par exemple à l'aide d'un échangeur de chaleur et d'humidité [HWHE]).
- Les chauffages de plafond peuvent être utilisés pour les nouveau-nés, mais ils ne sont pas pratiques pour les interventions chirurgicales de longue durée, car ils réchauffent également les anesthésistes/chirurgiens.

Dispositifs de chauffage des liquides
- Recommandé pour tous les liquides adultes de plus de 500 ml
- On distingue le préchauffage (à l'aide d'une armoire chauffante) et le réchauffement pendant l'insertion.
- Systèmes de chauffage à sec
- Systèmes de transfert de chaleur à contre-courant (adaptés aux faibles débits, par exemple pour les nouveau-nés)
- Bains d'eau
- Systèmes d'air convectif
- Isolants

Méthodes invasives
- Irrigation thermique des cavités (par exemple le péritoine) et des organes (par exemple l'estomac, la vessie)
- ECMO et CPB (cardiopulmonary bypass)

Littérature : Matthew, E. Cross. & Emma, V.E. Plunkett. (2014). Chaleur et température. Physique, pharmacologie et physiologie pour les anesthésistes Concepts clés pour le FRCA deuxième édition. (pp. 40-43) New York, États-Unis : Cambridge University Press.

Section 3

Définitions de la pression

Pression = Force + Surface

- L'unité SI de pression dérivée est le pascal, qui est égal à un newton par mètre carré.

- $1\ Pa = 1\ N - m-2$

Application clinique - boucles de pression/volume myocardique

$P = F/A$. Multipliez ensuite le haut et le bas par D

$P = (F \times D)/(A \times D)$.

Mais $F \times D$ = travail et $A \times D$ = volume.

P = Travail/Volume. Ainsi, pression x volume =

Travail (énergie)

En d'autres termes, la charge du myocarde est déterminée par la pression et le volume de l'apoplexie.

Équivalents de pression

- La pression atmosphérique est la pression dans l'atmosphère terrestre due au poids de l'air.

- 1 atmosphère $\sim$ 101,3 kPa $\sim$ 760 mmHg.

760 torr 1033 cm H2O 1,013 bar, donc

- 1 kPa $\sim$ 7,6 mmHg $\sim$ 10 cmH2O

Pression partielle

La pression partielle est la pression exercée par chaque gaz dans un mélange de gaz.

- Elle est égale à la pression qu'exercerait un gaz individuel s'il était seul (loi de la pression partielle de Dalton).

- La tension est la pression partielle d'un gaz dans une solution, comme l'oxygène dans le sang.

Pression et température

La pression manométrique est la pression totale moins la pression atmosphérique. Par exemple, la pression manométrique d'une bouteille d'oxygène "vide" est de 0, mais la bouteille contient du gaz à la pression atmosphérique

- *Pression absolue* = pression manométrique + pression atmosphérique (c'est-à-dire pression totale réelle).

- *La température critique* est la température au-dessus de laquelle une substance ne peut être liquéfiée, quelle que soit la pression exercée.

En dessous de cette température, la substance est une vapeur ; au-dessus, c'est un gaz.

- La pression critique est la pression nécessaire pour liquéfier la vapeur à sa température critique.

- La température pseudo-critique à une pression donnée est la température au-dessus de laquelle le mélange gazeux ne se sépare pas en ses éléments constitutifs.

- A une pression de conduite de 4,1 bar, la température pseudo-critique d'un mélange égal de protoxyde d'azote et d'oxygène est de -30°C, alors qu'elle est de -5,5°C pour les bouteilles d'Entonox (137 bar).

Application clinique.

Si la température ambiante est supérieure à la température critique (qui peut être de 36,5°C pour le N2O), la bouteille risque d'être endommagée par la pression ou même d'exploser. Si la température ambiante est inférieure à la température pseudo-critique, ce qui est possible pour l'Entonox dans des conditions froides (< -5,5°C), il y a un risque de séparation en oxygène gazeux et en protoxyde d'azote liquide.

Gaz et vapeurs

L'état gazeux est une forme de matière dans laquelle les molécules sont très éloignées les unes des autres et en mouvement constant.

- Les gaz exercent une pression en raison de la collision des molécules avec les parois du récipient.
- Un gaz est une substance à l'état gazeux à une température supérieure à la température critique.
- Un gaz ne peut pas exister en tant que liquide à cette température

La vapeur est une substance à l'état gazeux en dessous de la température critique.

- À la pression de vapeur saturée, il existe en équilibre avec la phase liquide.
- Les gaz, les vapeurs et les liquides sont des liquides qui se comportent de la même manière dans des conditions d'écoulement.
- Les gaz et les liquides remplissent la forme des récipients.
- Les liquides sont plus fortement affectés par la gravité en raison de leur densité plus élevée.
- La densité et la viscosité des fluides affectent leur écoulement
- Le débit des fluides dans les tuyaux est inversement proportionnel à leur viscosité, alors qu'à travers un orifice, le débit est inversement proportionnel à la racine carrée de la densité.
- La pression critique d'une substance est la pression nécessaire pour liquéfier la vapeur à sa température critique ; pour le N_2O, elle est de 72 bars.
- Température critique pour N_2O = 36,5°C

L'évaporation du liquide est facilitée lorsque la température augmente.

Comme la jauge de Bourdon mesure la pression du gaz, elle peut, bien qu'indirectement, mesurer le changement de température en fonction de la pression du gaz dans le récipient. Une augmentation de la température réduit la quantité de gaz qui se dissocie. La courbe de dissociation de l'oxyhémoglobine se déplace vers la droite lorsque la température augmente. La pression de vapeur saturée (PVS) augmente avec la température.

Pinnock CA, Lin ES, Smith T. Principes fondamentaux de l'anesthésie, 2e éd. Greenwich Medical Media Ltd, 2003, Section 2 : Chapitre 8, Section 4 : Chapitre 1

Bernoulli, Venturi, Coanda et lois sur les gaz

Qu'est-ce que le principe de Bernoulli ?

La réduction simultanée de la pression s'accompagne d'une augmentation du débit du fluide idéal.

Qu'est-ce que l'effet Venturi ?

L'effet par lequel une réduction de la constriction de l'écoulement du fluide dans la conduite conduit à une augmentation de la vitesse du fluide et donc à une réduction de la pression (figure 1.3.).

Haute pression
vitesse élevée
Basse pression

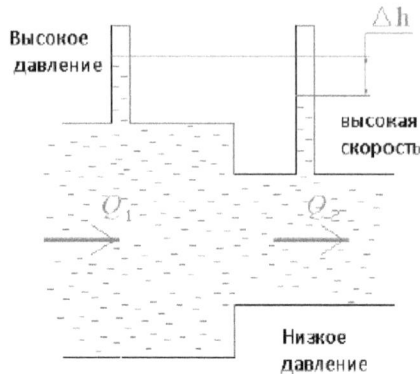

Figure 3 **Effet Venturi**

La loi de Bernoulli permet d'expliquer l'effet Venturi : dans une partie étroite d'un tuyau, la vitesse du fluide est plus élevée et la pression est plus faible que dans un tuyau de plus grand diamètre, ce qui entraîne une différence de hauteur des colonnes de fluide h ; la majeure partie de cette différence de pression est due à un changement dans la vitesse du fluide et peut être calculée à l'aide de l'équation de Bernoulli.

Dans un écoulement horizontal régulier d'un liquide idéal incompressible, la somme de la hauteur piézométrique et de la hauteur dynamique sera constante à chaque section transversale. Pour remplir cette condition, lorsque la vitesse moyenne du fluide est plus élevée (c'est-à-dire dans les sections étroites), la hauteur de charge dynamique augmente et la hauteur de charge hydrostatique diminue (et donc la pression diminue).

L'effet Venturi est observé et utilisé dans les masques à oxygène pour l'oxygénothérapie. Il s'agit donc de l'effet de réduction de la pression lorsque la vitesse du liquide augmente, par exemple à l'endroit où le tuyau est rétréci.

• Un liquide possède une énergie cinétique ($^\wedge$ mv2) due à son écoulement et une énergie potentielle due à sa pression.

• Lorsque le fluide passe à travers le rétrécissement, le débit augmente, donc l'énergie cinétique augmente.

• L'énergie totale doit rester constante, l'énergie potentielle diminue donc

• La pression au niveau du rétrécissement est donc plus faible et peut être inférieure à la pression atmosphérique.

• Cet effet est utilisé dans un dispositif Venturi dans lequel un orifice au niveau d'un rétrécissement, où la pression est inférieure à la pression atmosphérique, provoque l'aspiration de l'air ou d'un autre liquide.

Il est utilisé pour :

• Atomiseurs - le gaz emprisonne le liquide dans des gouttelettes suffisamment petites pour être inhalées et atteindre les voies respiratoires inférieures.

• Masques à oxygène Venturi - utilisent l'oxygène moteur pour entraîner l'air ambiant ; ils dépendent également de l'entraînement par jet ou de la traînée visqueuse, qui est la friction des molécules d'oxygène entraînant d'autres molécules d'air derrière elles. Une valve contenant 24 % d'oxygène nécessite un débit d'oxygène de 2 l/min et aspire de l'air à raison de 38 l/min.

•   Injecteur de sable - utilise également le mouvement d'air du jet
Humidificateurs. La taille idéale des gouttelettes d'eau pour l'humidification est de 5 à 10 microns. Les plus petites gouttelettes s'enfoncent dans les alvéoles et les plus grosses se condensent dans la trachée. L'échaudage est un risque associé aux bains d'eau lorsque la température à l'intérieur dépasse 37°C. La colonisation des humidificateurs par des bactéries constitue un risque potentiel d'infection. Les nébuliseurs sont plus efficaces que les bains d'eau. L'effet Bernoulli est utilisé dans les humidificateurs dotés d'un disque rotatif et d'un entraînement à gaz.

Masques Venturi

•   Également connus sous le nom de masques HAFOE (high airflow oxygen enrichment).

•   En se basant sur le principe de Bernoulli et l'entraînement du jet

•   Doit assurer une FiO2 constante même au débit inspiratoire maximal (40 l/min)

•   aura un coefficient d'entraînement du jet fixe

•   Facteur d'entraînement = Débit d'entraînement
Flux de conduite

•   Par conséquent, doubler le débit d'oxygène ne modifiera pas la FiO2

Application clinique

•   fourniture d'O2 à faible concentration (24%) pour les patients en conduite hypoxique

•   pour vérifier l'état du patient lorsque la FiO2 est connue

•   pour surveiller la réponse au traitement

- Débit d'O2, facteur d'entraînement et FiO2 finale. Exemple :

■   Débit final pour le patient (suffisant pour le débit de pointe) = 40 l/min

■   Taux d'entraînement = 9:1

■   Par conséquent, le débit d'O2 requis = 4 l/min, et il entraînera 4 x 9 l/min, soit un total de 40 l/min.

■   La concentration totale d'O2 est de
{4 L (oxygène pur) + 36/5 (oxygène dans l'air) } 40 (volume total)
= 11.2/40 = 28%

■   Ce masque fournit 28 % en continu si 4 l/min d'O2 ou plus sont fournis.

■   Des calculs similaires peuvent être effectués pour d'autres masques à FiO2 fixe.

Que savez-vous de la loi de conservation de l'énergie ?
L'énergie ne peut être ni créée ni détruite, elle ne peut que passer d'une forme à une autre.

Connaissez-vous l'effet Coanda ?
La tendance d'un fluide s'écoulant près d'une surface convexe à suivre la ligne de surface plutôt que sa direction initiale.

Qu'est-ce que la loi de Henry ?
La quantité de gaz dissous dans un liquide est directement proportionnelle à la pression partielle du gaz en équilibre avec le liquide.

Définir la loi de diffusion de Fick
La vitesse de diffusion des gaz à travers la membrane est proportionnelle à la surface de

la membrane (A) et au gradient de concentration (C1 - C2) à travers la membrane et inversement proportionnelle à son épaisseur (D).

La diffusion est inversement liée à l'épaisseur et au poids moléculaire (diffusion plus lente à travers une membrane épaisse et avec un poids moléculaire élevé, la loi de Graham stipulant que le taux de diffusion d'un gaz est inversement proportionnel à la racine carrée de son poids moléculaire). Une solubilité élevée assure une diffusion rapide. Le coefficient de diffusion est proportionnel à la solubilité divisée par la racine carrée du poids moléculaire.

Que savez-vous des trois lois sur les gaz ?

Loi de Boyle (1ère loi sur les gaz)

À température constante, le volume d'une quantité fixe d'un gaz idéal varie inversement à sa pression. Si la température et la masse du gaz sont constantes, le produit de la pression du gaz par son volume est constant.

$PV = C$ ou $V < x \, 1/P$, où p est la pression du gaz ; V est le volume du gaz et C est une constante dans des conditions spécifiées. En général, la valeur de C est déterminée par la nature chimique, la masse et la température du gaz. La loi de Boyle-Marriott est respectée avec une grande précision pour les gaz raréfiés. Cependant, si le gaz est fortement comprimé, dans un processus isotherme, la pression du gaz change en proportion directe de sa densité.

Application clinique.

On vous demande de transférer un patient qui a besoin de 15 l/min d'oxygène et il y a une bouteille E pleine d'oxygène disponible. Combien de temps durera-t-elle ?

La loi de Boyle peut être utilisée pour déterminer la quantité d'oxygène disponible dans la bouteille (V2) comme suit : Le volume (V1) de la bouteille E est de 10 litres. La pression (P1) à l'intérieur de la bouteille est de 13 700 KPa. Il s'agit de la pression manométrique, il faut donc ajouter la pression atmosphérique pour obtenir une pression absolue de 13 800 KPa. La pression atmosphérique (P2) est de 100 KPa. La température est constante dans les deux cas tant que l'on laisse le gaz se dilater lentement. Ainsi, si une bouteille pleine d'oxygène E à un débit de 15 l/min était utilisée dans ces conditions, elle suffirait pour environ 92 minutes. Il faut tenir compte du fait qu'il reste 10 litres dans la bouteille lorsqu'elle s'épuise.

Selon la loi de Boyle, P1 x V1 = constante, et donc P2 x V2 = constante.

Donc P1 x V1 = P2 x V2, donc V2 = (P1 x V1)/P2

Remplacé par V2 = (13 800 x 10)/100, V2 = 1 380 litres

Loi de Charle (deuxième loi sur les gaz) La pression d'un gaz de masse et de volume fixes est directement proportionnelle à la température absolue du gaz. À pression constante, le volume d'une quantité fixe d'un gaz idéal varie proportionnellement à sa température absolue. Ainsi, si la température d'un gaz augmente, sa pression augmente également, tant que la masse et le volume du gaz restent inchangés.

$P/T = K$ ou P a T, où P est la pression du gaz, T est la température du gaz (en Kelvin), k est une constante.

Application clinique

1. Spirométrie. Lors d'un test de la fonction pulmonaire, le patient expire un gaz à la température du corps (37 C) dans un spiromètre à température ambiante. Par conséquent, selon la loi de Charle, lorsque la température diminue, le volume de gaz diminue pour

maintenir une valeur constante (K).

C'est pourquoi les termes BTPS et ATPS sont utilisés pour décrire ces différentes conditions (BTPS : température du corps et pression saturée en vapeur d'eau, ATPS : température ambiante et pression saturée en vapeur d'eau). Le volume dans le spiromètre peut être corrigé de l'ATPS à la BTPS.

2. Perte de chaleur

Pendant l'anesthésie, l'air autour du corps est chauffé par convection. Selon la loi de Charle, le volume de la masse gazeuse augmente et s'éloigne donc du patient.

La loi de Gay-Lussac (troisième loi des gaz) est la loi de la dépendance proportionnelle du volume d'un gaz à sa température absolue à pression constante (c'est-à-dire dans un processus isobare). À volume constant, la pression d'une quantité fixe d'un gaz idéal varie proportionnellement à sa température absolue.

Application clinique

1.   Décrire le "facteur de remplissage" tel qu'il s'applique aux bouteilles de protoxyde d'azote. Le facteur de remplissage est calculé comme suit :

•   le poids du liquide dans le cylindre

•   le poids de l'eau nécessaire pour remplir le cylindre

Dans une bouteille de gaz, selon la troisième loi des gaz, lorsque la température ambiante augmente, la pression à l'intérieur de la bouteille augmente également.

Ceci est important pour le stockage du protoxyde d'azote, dont la température critique est basse. À température ambiante, il est stocké dans la bouteille sous forme de liquide et la vapeur se trouve au-dessus. Lorsque la température augmente, la pression exercée par la vapeur - la pression de vapeur saturée - augmente également. Si elle dépasse la pression autorisée dans la bouteille, celle-ci peut exploser car le volume reste constant. C'est pourquoi le taux de remplissage des bouteilles de protoxyde d'azote est de 0,75 et de 0,67 dans les pays chauds.

2.   Appliquez la troisième loi sur les gaz à la lecture du thermomètre à hydrogène.

Lorsqu'un volume constant d'hydrogène est chauffé dans un thermomètre, la pression dans le thermomètre augmente. La variation de pression mesurée est directement proportionnelle à la variation de température.

Cette loi reflète le fait que des volumes égaux de gaz à la même température et à la même pression contiennent un nombre égal de molécules (**loi d'Avogadro**).

$P/T = K$ ou Pa T

Application clinique

1.   Utilisez la loi d'Avogadro pour expliquer comment calibrer l'évaporateur de sévoflurane. Nous savons que le nombre de moles = (masse de la substance (g)/masse atomique). La masse moléculaire du sévoflurane est de 200. Par conséquent, 200 g de sévoflurane correspondent à 1 mole et occupent 22,4 litres à STP. Si l'évaporateur contient 20 ml de sévoflurane, cela équivaut à 0,1 mole car la densité du sévoflurane est de 1 g/ml. Si 1 mole absorbe 22,4 litres à STP, alors 0,1 mole absorberait 2,24 litres à STP.

Si ce volume de sévoflurane est complètement évaporé dans 224 litres d'oxygène, la concentration obtenue sera : 2.24/224=0.01=1%

2.   Quelle quantité de substance liquide le vaporisateur utilise-t-il par

heure ?

Ehrenwerth et Eisenkraft (1993) donnent la formule suivante :

3.   x **débit de gaz frais** (FGF) (l/min) x volume% = ml.

En règle générale, 1 ml d'agent volatil liquide produit environ 200 ml de vapeur. C'est pourquoi il est dangereux de déverser un agent liquide dans les contrôles. Une petite quantité d'agent liquide libérée dans la partie distale du vaporisateur aura pour conséquence que le patient recevra instantanément un bolus important de vapeur saturée.

Qu'est-ce qu'un gaz idéal ?

Un gaz qui obéit complètement aux trois lois sur les gaz.

Ou : gaz contenant des molécules de petite taille, qui n'occupent donc pas de volume et n'ont pas de force d'attraction entre elles.

Il est important de comprendre qu'il s'agit d'un concept théorique et qu'un tel gaz n'existe pas. C'est l'hydrogène qui se rapproche le plus d'un gaz idéal, car il a le poids moléculaire le plus faible. En pratique, la plupart des gaz anesthésiques couramment utilisés obéissent assez bien aux lois des gaz.

Lois des gaz - pour les gaz idéaux (tableau récapitulatif)

Loi de Boyle	À température constante, le volume d'une masse fixe de gaz est inversement proportionnel à la température. est proportionnelle à la pression absolue	V a 1/P
Loi de Charles	À pression constante, le volume d'une masse fixe de gaz est directement proportionnel à la température absolue.	V a T
La loi est. .. Lussac	À volume constant, la pression absolue d'une masse fixe de gaz est directement proportionnelle à la température absolue.	P a T
Hypothèse Avogadro	Des volumes égaux de gaz idéaux à température et pression constantes contiennent le même nombre de molécules. Dans des conditions normales	
	à la température et à la pression, une mole d'une substance contient 6,023 x 1023 particules et une mole de gaz occupe 22,4 litres	
L'équation des gaz idéaux	Une combinaison de ce qui précède	PV = nRT
Droit Dalton	La pression exercée par une masse fixe de gaz dans un mélange de gaz est égale à la pression qu'elle exercerait seule.	
La loi de Henry	À température constante, la quantité de gaz dissous dans le solvant est proportionnelle à sa pression partielle au-dessus du solvant.	

Abréviations : P = pression, V = volume, n = nombre de moles de gaz, R = constante universelle des gaz, T = température

Température et pression standard = 273,15 K et 100 kPa.

Qu'est-ce que l'hypothèse d'Avogadro ?

Des volumes égaux de gaz à la même température et à la même pression contiennent le même nombre de molécules.

Application. Dans la plupart des cas, le protoxyde d'azote est stocké à une température inférieure à sa température critique de 36,4 °C. Il existe donc dans la bouteille sous forme de vapeur en équilibre avec le liquide sous-jacent. Il existe donc dans le cylindre sous forme de vapeur en équilibre avec le liquide qui se trouve en dessous. Pour déterminer la quantité de protoxyde d'azote restant dans une bouteille donnée, il faut la peser et soustraire le poids de la bouteille vide. La loi d'Avogadro permet de calculer le nombre de moles d'oxyde nitreux et le volume restant.

Application clinique/exemple de **travail**

1. Calculer la pression partielle alvéolaire d'oxygène (PAO2) dans les conditions suivantes :

$FiO2$ = 21%, température corporelle = 37 C, pression atmosphérique = 100 KPa

$PACO2$ = 4 K Pa , Pression partielle d'oxygène inhalé ($PiO2$)=$FiO2$ x pression atmosphérique = 0,21 x 100 = 21 KPa. Cependant, l'air des poumons est saturé en vapeur d'eau et mélangé au $CO2$ alvéolaire. À 37 °C, dans des conditions physiologiques normales, la pression de vapeur saturée (PVS) de l'eau est de 6,3 KPa.

Ainsi, en utilisant la **loi de Dalton** : $PAO2$ = $PiO2$ - ($PACO2$ +PAH2O) = 21- (4 + 6,3) = 10,7KPa

2 Quelle est la pression partielle de l'oxygène au sommet du mont Everest ?

La pression atmosphérique (PTotal) au niveau de la mer est d'environ 101,3 KPa. La pression atmosphérique (PTotal) au sommet du mont Everest est d'environ 33,7 KPa. La concentration en oxygène est de 21 %. Par conséquent, en utilisant la loi de Dalton et en supposant que tous les autres gaz sont constants :

Au niveau de la mer, PTOTAL =$PO2$ + autres gaz, $PO2$ = TOTAL - Autres gaz

$PO2$ = 101.3 - 80.1, $PO2$ = **21.2KPa**

Sur l'Everest, TOTAL = $PO2$ + autres gaz, $PO2$ = TOTAL - autres gaz

$PO2$ = 33,7 - 26,6 , $PO2$ = 7,1KPa

Connaissez-vous l'équation universelle des gaz ?

L'équation universelle des gaz combine trois lois sur les gaz en une seule équation PV = vRT où P est la pression, V le volume du gaz, v la quantité de matière en moles, R la constante universelle des gaz, R ~ 8,314 J/(mol-K), T la température thermodynamique.

Application clinique de la **loi de Henry**

1.　　　　Substances anesthésiques volatiles

Selon la loi de Henry, la pression partielle de l'agent anesthésique dans le sang est proportionnelle à la pression partielle de l'agent volatil dans les alvéoles. Ainsi, si la concentration de l'agent volatil dans le mélange gazeux augmente, la concentration dans le sang augmentera également.

En altitude, c'est toujours le cas, car la loi de Henry stipule également que les seuls facteurs affectant la pression partielle de l'agent sont :

-　　　　la pression de vapeur saturée (PVS) d'une substance volatile particulière ;

-　　　　sa concentration dans l'alvéole et la température ambiante.

Le niveau d'évaporation dans l'évaporateur SVP n'est pas affecté par la pression ambiante. Il n'est pas nécessaire de modifier les réglages standard de l'évaporateur en altitude, à l'exception du TEC 6, qui est chauffé et pressurisé.

2.　　　　Oxygénothérapie hyperbare

L'oxygénothérapie hyperbare est utilisée dans les cas où l'on souhaite augmenter l'apport d'oxygène, tels que la maladie de décompression, l'empoisonnement au monoxyde de carbone, l'ostéomyélite réfractaire ou les plaies nécrosantes. À la pression atmosphérique au niveau de la mer, lorsque l'on respire de l'air ambiant, la quantité d'oxygène dissous dans le sang est très faible, environ 0,3 ml/dl. En milieu hyperbare, la pression partielle de l'oxygène peut être fortement augmentée, ce qui, selon la loi de Henry, signifie que la concentration d'oxygène dissous dans le sang augmentera également. À 3 atmosphères, en respirant de l'oxygène à 100 %, la concentration d'oxygène dans le sang atteindra 5,6 ml/dl. Cela augmentera considérablement l'apport d'oxygène, indépendamment de tout autre facteur tel que la concentration d'hémoglobine.

Loi de diffusion de Graham

Loi de Graham (également connue sous le nom de loi d'effusion, loi de Graham, loi de la vitesse relative de diffusion de différents gaz à travers une surface poreuse ou une membrane artificielle dans les mêmes conditions. La vitesse de diffusion d'un gaz est inversement proportionnelle à la racine carrée de son poids moléculaire.

Par conséquent, plus la molécule est grosse, plus elle se diffuse lentement à travers la membrane. La diffusion se produit lorsque des molécules individuelles passent à travers l'ouverture sans entrer en collision avec d'autres molécules.

Application clinique

1 Décrire l'effet du second gaz.

Il s'agit avant tout d'un effet de concentration, l'absorption rapide d'une petite molécule facilitant l'absorption d'une seconde molécule plus importante dans l'alvéole. Lors de l'induction de l'anesthésie, si le protoxyde d'azote est ajouté à l'anesthésique volatil inhalé, la concentration alvéolaire de l'anesthésique volatil est augmentée. Par exemple, l'utilisation de protoxyde d'azote et d'isoflurane :

MW N2O=44,012 g/mol, MW isoflurane=184,5 g/mol

Selon la loi de Graham, le protoxyde d'azote se diffuse à travers la membrane alvéolaire dans le sang beaucoup plus que l'isoflurane. Cela augmente la concentration d'isoflurane dans les alvéoles, ce qui accroît sa pression partielle. L'hypoxie de diffusion à l'arrêt du N2O est l'inverse de ce processus.

2. l'utilisation des lois dans la pratique clinique :

Loi de Hooke - La déformation d'un solide est proportionnelle à la contrainte (force) appliquée dans les limites de l'élasticité du solide. Les valves PEP sont généralement des valves à ressort conçues selon ce principe.

La loi de Fick stipule que la vitesse de diffusion d'un gaz à travers une membrane semi-perméable est proportionnelle à la surface de la membrane et au gradient de concentration, et inversement proportionnelle à l'épaisseur de la membrane. La loi de Fick explique certains aspects de la pharmacocinétique des anesthésiques inhalés.

L'effet Joule-Thomson - Le refroidissement des gaz lorsqu'ils passent d'une zone de haute pression (par exemple une bouteille) à une zone de basse pression est l'effet Joule-Thomson. Cet effet explique le refroidissement des bouteilles lorsqu'elles sont utilisées.

Loi de Kirchhoff - le courant entrant dans une connexion est égal au courant sortant de celle-ci.

Quels sont les différents types de cours d'eau ? Et quelle est la différence entre eux ?

Écoulement laminaire

L'écoulement laminaire décrit la situation dans laquelle un fluide (gaz ou liquide) s'écoule de manière fluide et régulière le long d'une trajectoire donnée. Le volume V d'un fluide visqueux s'écoulant de manière laminaire dans un tuyau lisse de longueur L et de rayon r en un temps t est défini par la formule de Poiseuille

$$V = \frac{\pi r^4 (P_1 - P_2)}{8 \eta L} t$$

L'équation de Hagen-Poiseil

Formule de Poiseuille pour la vitesse volumétrique :

$$Q = \frac{\Delta P}{X}$$

X **- résistance hydraulique de la cuve :**

$$X = \frac{8 \eta L}{\pi r^4}$$

L'aspect le plus important de cette équation est que le flux est proportionnel à la puissance 4 du rayon. Si le rayon est doublé, le flux à travers le tube augmentera d'un facteur 16 (24).

1.   Canules intraveineuses. Plus la canule est grande, plus le débit est rapide, augmentant à la puissance 4 du rayon. Cela explique pourquoi les canules à ouverture plus large ont un débit beaucoup plus élevé pour la même longueur. Par exemple, le débit annoncé pour la canule bleue 22G est de 31 ml/min. Il faut 32 minutes pour perfuser 1 000 ml de cristalloïde. Contrairement à la canule orange 14G, dont le débit revendiqué est de 270 ml/min et qui permet de perfuser 1 000 ml de cristalloïde en 3,5 minutes environ. En outre, une canule plus longue de même calibre, par exemple dans un cathéter veineux central, s'écoulera plus lentement, car la longueur (l) et le débit (Q) sont inversement proportionnels.

C'est pourquoi les cathéters veineux centraux multilumières standard ne sont pas adaptés à la perfusion rapide de liquides ou de produits sanguins en cas d'urgence.

La vitesse d'écoulement du liquide dans la canule intraveineuse à un gradient de pression donné de l'écoulement laminaire, est un (rayon)4

Le débit d'un liquide incompressible dans un tube cylindrique, en l'occurrence une canule IV, est inversement proportionnel à la longueur de la canule. Par exemple, si l'on double la longueur de la canule, le débit diminue de moitié.

Cela explique pourquoi, avec une lumière de 20 G, le liquide peut être injecté plus rapidement dans la canule IV périphérique qu'avec une lumière de 20 G dans le cathéter central.

De même, la lumière de la ligne centrale 20 G (20 cm) permet une administration beaucoup plus rapide des fluides par rapport à la lumière de la même ligne, qui est généralement de 70 cm ou plus.

Le débit de fluide dans un tube creux est directement proportionnel à la quatrième puissance du rayon du cathéter. En d'autres termes, si l'on double le rayon de la canule, le débit sera 16 fois plus important (24=16).

2.   Tubes endotrachéaux et circuits respiratoires pour l'anesthésie

Tant que le flux de gaz dans la sonde endotrachéale est laminaire, plus la sonde est large, moins il y a de résistance au flux. Cela peut s'avérer utile lorsque les patients respirent spontanément par la sonde endotrachéale, car une sonde plus étroite augmente le travail respiratoire.

Les circuits respiratoires d'anesthésie sont conçus pour maintenir autant que possible un flux laminaire et réduire le travail respiratoire des patients en ventilation spontanée.

Les connexions doivent être aussi droites que possible, car les angles aigus peuvent provoquer des turbulences. En outre, les circuits inutilement longs réduisent le débit.

3.   Débitmètres pour appareils d'anesthésie

Les débitmètres sont constitués d'un tube de verre conique vertical contenant une bille qui flotte dans le flux de gaz. Aux faibles vitesses d'écoulement, le tube est plus étroit et, dans ces conditions, l'écoulement est laminaire et obéit à l'équation de Hagen-Poiseil. Le débit est la quantité de fluide (liquide ou gaz) qui passe par un point par unité de temps.

Écoulement laminaire

• Lisse, sans turbulences ni tourbillons.

• Dans un tuyau, le débit est le plus rapide au centre (environ deux fois le débit moyen) et le plus lent sur les bords, avec une pente entre les deux.

• La vitesse d'écoulement laminaire est déterminée par l'équation de Hagen-Poiseuil

• Écoulement laminaire = $Pd^4/128\eta l$

= $Pr^4/8nl$

où P est la différence de pression dans la conduite

d - diamètre du tuyau, r - rayon du tuyau, η - - viscosité du fluide, l - longueur du tuyau. La viscosité est l'"'adhésivité" des liquides, ou leur capacité à résister à l'écoulement. Elle diminue lorsque la température augmente

• L'écoulement laminaire dépend de la viscosité et non de la densité.

Écoulement turbulent

L'écoulement turbulent décrit une situation dans laquelle le fluide s'écoule de manière imprévisible avec de multiples tourbillons et non parallèlement aux parois du tuyau dans lequel il s'écoule. Un écoulement sanguin turbulent est possible dans les cavités cardiaques, dans les grands vaisseaux (aorte, artères) et dans la zone de rétrécissement brusque du vaisseau. L'écoulement étant, par définition, imprévisible, il n'existe pas d'équation unique définissant la vitesse de l'écoulement turbulent, comme c'est le cas pour l'écoulement laminaire. Cependant, il existe un **nombre** qui peut être calculé pour déterminer si l'écoulement du fluide est laminaire ou turbulent.

$$Re = \frac{\rho v d}{\eta}$$

Reynolds (Re). p est la densité du liquide ; v est la vitesse moyenne de l'air.

p - densité du fluide - vitesse d'écoulement du fluide ; d - diamètre du tuyau ; n - viscosité du fluide

Si le fluide en circulation Re <ReKp est laminaire, pour un fluide newtonien dans un tube lisse Re kr = 2300, pour le sang Re kr = 1600900. Si pour le fluide courant Re >Re kp l'écoulement est turbulent.

Écoulement turbulent
- Entraîne des mouvements irréguliers avec des tourbillons
- Son développement est possible si le nombre de Reynolds est supérieur à 2000.
- Nombre de Reynolds $= v\rho d/\eta$

où v est la vitesse linéaire, p la densité, d le diamètre du tuyau et η la viscosité.

- Pour un liquide donné dans une conduite donnée, il existe une vitesse critique au-delà de laquelle l'écoulement laminaire devient turbulent.
- En cas de virage serré ou d'ouverture, la vitesse augmente et peut dépasser la vitesse critique, ce qui entraîne un écoulement turbulent.
- Dans un écoulement turbulent, le débit est proportionnel à la racine carrée de la différence de pression, de sorte qu'en quadruplant la différence de pression, on ne fait que doubler le débit. Par conséquent, la résistance n'est pas fonction de la densité, ni de la viscosité du fluide dans un écoulement turbulent. Dans un écoulement qui est un mélange d'écoulement laminaire et turbulent, la viscosité a également un effet.
- Les flux turbulents dans les circuits d'anesthésie sont minimisés en évitant les coudes, les angles et les rétrécissements des tubes.

Flux critique
- Le débit critique est le débit au-dessus duquel se produit un écoulement turbulent.
- Pour un mélange de gaz anesthésiques typique, le débit critique en litres par minute est égal au diamètre des voies aériennes en millimètres. Par conséquent, l'écoulement dans une sonde endotrachéale de 7 mm de diamètre devient turbulent lorsque le débit dépasse 7 l/min.
- Les pointes de débit sont beaucoup plus rapides, de sorte que l'on observe généralement un écoulement turbulent pendant les pointes de débit et un écoulement laminaire à d'autres moments.
- Bien que les voies aériennes de petite taille aient un diamètre beaucoup plus petit, la vitesse du gaz est beaucoup plus lente, de sorte que le nombre de Reynolds n'est pas dépassé et que le flux est généralement laminaire et s'accroît à mesure que le débit augmente.

L'application clinique est l'*écoulement turbulent*.

Dans les cas où il est souhaitable de réduire le flux turbulent et de maintenir un flux laminaire (par exemple, obstruction des voies aériennes supérieures, croup, pathologie des cordes vocales), le remplacement de l'air (densité 1,25 g/l) par dc l'héliox (21 % d'O2 dans de l'hélium, densité 0,5 g/l) peut s'avérer utile. En effet, la vitesse d'un écoulement turbulent dépend de la densité. La viscosité de l'air et de l'héliox est la même. L'héliox est également disponible dans des concentrations d'O2 plus élevées (70/30 et 60/40). Dans les voies respiratoires peu profondes, le flux est probablement laminaire, et l'Heliox est donc susceptible d'avoir un effet limité, car le flux laminaire est indépendant de la densité du fluide. Cependant, il convient d'être prudent lors de l'utilisation de l'Heliox car le patient peut encore être hypoxique en raison de la faible concentration d'oxygène.

Ce concept explique également pourquoi les ballons remplis d'hélium montent et pourquoi l'inhalation d'hélium fait monter la voix dans les aigus parce que le flux de gaz à travers les cordes vocales est considérablement augmenté !

2. Pourquoi les patients atteints de plaques carotidiennes ont-ils des bruits au-dessus de l'artère ? Le flux sanguin dans les vaisseaux est généralement laminaire. Toutefois, en cas de perturbation de l'écoulement, telle qu'une courbure ou un rétrécissement brusque, des tourbillons et des courants se forment, provoquant un écoulement turbulent. Dans le cas d'un athérome carotidien, lorsque le sang s'écoule au-delà de la plaque, il devient turbulent, et c'est ce qui est audible avec le stéthoscope sous la forme d'un bruit.

3. Débitmètres pour appareils d'anesthésie

Les débitmètres sont constitués d'un tube de verre conique vertical contenant une bille qui flotte dans le flux de gaz. Lorsque la vitesse d'écoulement est élevée, la bille remonte le long du tube de flottaison jusqu'à ce qu'une sortie se forme et que l'écoulement devienne turbulent. Dans cette situation, la densité du gaz affecte le débit et l'étalonnage dépend donc du gaz ou de l'agent. Dans cette situation, le débit devient proportionnel à la racine carrée de la pression et les divisions du débitmètre ne sont donc pas uniformes. La viscosité d'un fluide est sa résistance à l'écoulement. La concentration en hémoglobine, ou hématocrite, a la principale influence sur la viscosité du sang (augmentation exponentielle). La viscosité varie en fonction de la concentration en protéines plasmatiques. On observe une augmentation avec l'âge. La viscosité du sang évolue en fonction de la vitesse d'écoulement au milieu du vaisseau. Il n'y a pas de changement avec les changements de pression, à moins que les changements de pression n'entraînent un changement de débit.

Facteurs affectant la viscosité du sang :

> Température

> Hématocrite

> Taux de cisaillement

> L'organisation des globules rouges dans la circulation sanguine

Le sang est un fluide non newtonien ! Pour les fluides non newtoniens, la viscosité diminue avec l'augmentation de la température. Les changements de température peuvent entraîner des changements dans le degré d'agrégation des érythrocytes et des plaquettes et provoquer d'autres changements dans la structure du sang.

Qu'entendez-vous par le terme "tension superficielle" ?

La tension superficielle est la tendance de la surface d'un liquide à se rétracter de la plus petite quantité possible au niveau de la surface. *Est-ce pertinent d'un point de vue clinique ?* Bien sûr que oui ! La pression exercée sur les alvéoles par la tension superficielle tend à les diminuer et à les contracter, ce qui entraîne un collapsus alvéolaire en fin d'expiration. Les pneumocytes de type II produisent un surfactant (dipalmitoyl phosphatidylcholine), la DPPC, qui est une combinaison de phospholipides et qui agit pour réduire la pression exercée sur les alvéoles en réduisant la tension superficielle.

Loi de Laplace pour la tension superficielle

$P = 4T/r$

Où P est la pression, T la tension superficielle et r le rayon.

La tension superficielle est donc la force tangentielle à l'interface air-liquide due à l'attraction entre les molécules de liquide.

- Dans le corps d'un liquide, les molécules sont attirées dans toutes les directions, ce qui n'entraîne pas de force nette. À la surface, les molécules de liquide ne sont pas attirées vers l'extérieur (en raison de l'absence de molécules de liquide) et ont donc une attraction nette vers l'intérieur. En conséquence, la surface est comprimée au maximum, ce qui explique que la gouttelette devienne sphérique.
- Des forces similaires entre le liquide et son réservoir entraînent la formation d'un bourrelet.
- Le mercure du thermomètre ne mouille pas la surface du tube, ce qui provoque un renflement.

Loi de Laplace pour un cylindre.
- P = T /R, où P = pression transmurale, T = contrainte de paroi et R = rayon.
- Pour une sphère, puisqu'il y a deux plans de courbure, P = 2T/R

Dans le système d'anesthésie, la tension augmente avec le rayon du sac réservoir.

Application clinique

1. anévrisme de l'aorte

La loi cylindrique de Laplace explique que lorsque le rayon de l'aorte augmente, la tension dans la paroi aortique augmente afin de maintenir le gradient de pression. Les anévrismes de l'aorte abdominale de plus de 5 cm doivent donc être opérés d'urgence.

2. surfactant alvéolaire

La pression nécessaire pour gonfler les alvéoles dépend de leur tension superficielle et de leur rayon. Les agents tensioactifs réduisent la tension superficielle. Par conséquent, selon la loi de la sphère de Laplace, la pression nécessaire pour gonfler l'alvéole est considérablement réduite. Cela entraîne une augmentation de la compliance pulmonaire et réduit la tendance des alvéoles de petit rayon à s'effondrer au profit des alvéoles de plus grand rayon. Le surfactant réduit également les fuites de liquide des capillaires pulmonaires à travers la paroi alvéolaire, car la réduction de la tension superficielle diminue la pression hydrostatique sur la paroi. La loi de Laplace explique également pourquoi une pression intrathoracique négative très élevée est nécessaire pour la première respiration d'un nourrisson et pourquoi les prématurés dont la tension superficielle des poumons est réduite sont prédisposés aux maladies pulmonaires.

La pression exercée par une colonne de liquide dépend de la densité du liquide, de la hauteur de la colonne et de l'accélération de la pesanteur.

P = p h g, où p est la densité, h la hauteur et g l'accélération de la pesanteur.

La pression exercée par la colonne d'eau est égale à la pression atmosphérique.

La densité de l'eau est 1/13,56 fois celle du mercure.

La colonne d'eau sera donc 13,56 fois plus élevée que le mercure.

Pour le mercure, la hauteur de la colonne sera de 760 mm.

Pour l'eau, la hauteur de la colonne sera de 13,56 x 760 = 10305 mm = 10,3 m.

En effet, les plongeurs en eaux profondes subissent une pression de 2 atm à 10 m de profondeur et de 3 atm à 20 m. Au point le plus profond de l'océan, dans la fosse des Mariannes (10994 m de profondeur), la pression est de 1071 atm.

Le mercure est 13,6 fois plus lourd que l'eau (ou la densité du mercure est 13,6 fois la densité de l'eau). Par conséquent, 1 mm Hg = 13,6 mm H_2O = 1,36 cm d'eau, 1 cm d'eau = 0,735 mm Hg.

Tâche. Imaginez qu'un patient se soit vu poser avec beaucoup de difficultés un PICC (cathéter central inséré par voie périphérique) pour recevoir des antibiotiques par voie intraveineuse. Cependant, après 3 jours, le cathéter s'est obstrué. Il a été décidé d'essayer d'injecter du sérum physiologique dans le cathéter à l'aide d'une seringue à haute pression. Quelle seringue faut-il choisir pour obtenir la pression la plus élevée ? *Réponse : La* pression peut être définie comme la force agissant par unité de surface. En supposant que la même force est appliquée au piston, la pression générée est déterminée comme suit.

Force = Pression x Surface. La seringue ayant la plus petite section transversale produira la pression la plus élevée pour la même application de force.

Un peu plus sur le surfactant. Le surfactant est un phospholipide sécrété par les cellules alvéolaires de type II qui réduit considérablement la tension superficielle des alvéoles lorsque leur rayon diminue. On pense qu'il agit par répulsion entre les molécules de surfactant adjacentes à la surface des alvéoles.

• Lorsque les alvéoles se réduisent pendant l'expiration, les molécules de surfactant se rapprochent et la répulsion augmente, ce qui permet d'éviter l'effondrement des alvéoles.

• Le surfactant augmente la compliance des alvéoles les plus petites, qui sont plus susceptibles de s'effondrer, ce qui permet d'égaliser la compliance globale.

• Réduit la perte d'énergie sous forme de chaleur pendant la respiration

• Il contribue à maintenir les alvéoles sèches en réduisant la pression interstitielle négative causée par la tension superficielle, qui attire les fluides des capillaires vers les espaces aériens.

• La production de surfactant par le fœtus commence à la 26e semaine de grossesse et est complètement développée à la 32e semaine de grossesse.

• Le surfactant est contrôlé par les hormones et peut être stimulé par les hormones maternelles.

• Il prévient le syndrome de détresse respiratoire (SDR)

La tension superficielle est la force (mesurée en N/m) agissant sur la surface d'un liquide en raison de l'attraction entre les molécules du liquide. La loi de Laplace relie la tension superficielle au rayon de la bulle. Si une membrane sphérique est remplie de liquide, la paroi de la membrane exercera une force par unité de longueur liée à l'épaisseur de la paroi. La tension superficielle est liée à la température car celle-ci modifie la viscosité du liquide.

Littérature Matthew, E. Cross. & Emma, V.E. Plunkett. (2014). Bernoulli, Venturi et Coanda. Physique, pharmacologie et physiologie pour les anesthésistes Concepts clés pour le FRCA deuxième édition. (pp. 38-40) New York, USA : Cambridge University Press.
Pinnock CA, Lin ES, Smith T. Principes fondamentaux de l'anesthésie, 2e éd. Greenwich Medical Media Ltd, 2003, Section 4 : Chapitre 1

Concepts mathématiques et statistiques
Concepts mathématiques de base

Sinusoïdes	Les processus corporels répétitifs, tels que les données ECG ou les mesures invasives de la pression artérielle, sont représentés sous forme d'ondes. Ces formes d'onde peuvent être générées en combinant des ondes sinusoïdales d'amplitude et de fréquence différentes
Amplitude	Déplacement maximal de l'onde par rapport à l'axe horizontal
Longueur d'onde	La longueur d'onde est la **distance d'un pic à l'autre** ou d'un creux à l'autre. Un **cycle** correspond à une longueur d'onde complète. Cela correspond à 360° (c'est-à-dire un cycle complet). Une onde sinusoïdale distante de 360° d'une autre onde sinusoïdale identique chevauche la première et est donc en phase. Deux ondes sinusoïdales identiques déphasées de 180° s'annulent l'une l'autre.
Fréquence	**Le nombre de cycles complets en une seconde** ; l'unité SI de la fréquence est le *hertz. La* **période est le** temps nécessaire par cycle et est l'inverse de la fréquence (période = 1/fréquence).
Vitesse	**Fréquence x longueur d'onde**
Paraboles	**Une section conique** (comme un cercle, une ellipse et une hyperbole) dont l'**équation est de la forme y = Ax^2 + Bx + C.** Un réflecteur à section parabolique peut être utilisé pour focaliser la lumière en un faisceau parallèle. Ce type de réflecteur est utilisé dans les éclairages des salles d'opération

Logarithmes et exposants
Logarithme
Si $y = a^x$, le logarithme sur la base de a est déterminé par x = logay.

Par exemple, le log10 de 10 est 1, le log10 de 100 est 2, le log10 de 1000 est 3, etc.

Le logarithme naturel (loge) est également désigné par ln, où e = 2,718, et est connu sous le nom de nombre d'**Euler**.

Processus exponentiel
• Dans un processus exponentiel, le taux de variation d'une quantité à un moment donné est proportionnel à la valeur à ce moment-là.

Déclin exponentiel

• Un exemple de processus exponentiel négatif est le taux métabolique de certains médicaments directement proportionnel à leur concentration plasmatique ; le résultat est une courbe d'élimination.

• Dans des poumons normaux, le taux de "lixiviation" de l'azote lors des tests de la fonction pulmonaire est proportionnel à sa concentration.

• Forme générale de l'équation à exposant négatif $y = Ae^{-kt}$

• Dans un véritable processus exponentiel négatif, la valeur de la quantité **n'atteindra jamais zéro**, car le taux de variation devient de plus en plus faible, de sorte que le processus se poursuit indéfiniment.

• Si l'on prend le logarithme naturel des deux côtés de l'équation à exposant négatif $y = Ae^{-kt}$, on obtient

$ln(y) = ln(Ae^{-kt}) = lnA + ln(e^{-kt}) = lnA - kt$

Puisqu'il s'agit de l'équation d'une droite, le graphique du logarithme naturel de la fonction exponentielle du temps sera une **droite**.

Augmentation exponentielle

- L'administration d'anesthésiques volatils est un exemple de processus de lixiviation ou d'accumulation exponentielle, dans lequel la concentration de l'agent dans les alvéoles se rapproche de manière exponentielle de la concentration dans le gaz inhalé.
- Un autre exemple est le volume pulmonaire pendant l'inflation avec un ventilateur équipé d'un générateur de pression.
- Ceci découle de l'équation $y = (1 - Ae)^{-kt}$

Exponentielle positive
- La croissance bactérienne est une fonction exponentielle discontinue (positive), car le taux de croissance est proportionnel à la concentration à un moment donné.
- La forme générale de l'équation exponentielle pour une fonction discontinue est : $y = Ae^{kt}$

La vitesse des processus exponentiels
- La demi-vie est le temps nécessaire pour que la quantité diminue de moitié par rapport à sa valeur actuelle.
- La constante de temps (t, tau) est le temps qu'il aurait fallu pour achever le processus si le taux de changement initial s'était poursuivi.
- Après une constante de temps, la quantité a diminué à 37 % de sa valeur initiale ; la constante de temps est donc supérieure à la demi-vie.
- Constante de temps pour les poumons = compliance multipliée par la résistance
- L'inverse de la constante de temps est égal à la constante de vitesse, k
- La constante de vitesse, k, est également appelée constante de proportionnalité, puisque le produit de la quantité et de k est égal au taux de variation de la quantité.

L'aspect clinique
Les poumons présentent une compliance élevée (emphysème par exemple) et une résistance élevée (constriction bronchique par exemple) auront une constante de temps anormalement élevée et nécessiteront plus de temps pour évacuer les gaz.

Exemple de *processus exponentiel*

Lavage/décroissance exponentielle
- excrétion de la plupart des médicaments
- Lavage à l'azote, lorsque le patient passe à la respiration de l'oxygène à partir du circuit non respiratoire.

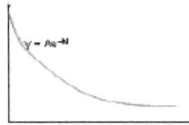

Rinçage/saturation t
- Préoxygénation ("rinçage" à l'oxygène)

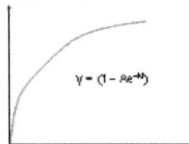

Indicateur exponentiel positif
- développement des capacités d'action

- croissance des colonies bactériennes

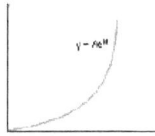

Système de preuves

1. Revues systématiques/méta-analyses
2. Essais contrôlés randomisés
3. Études de cohorte
4. Études cas-témoins
5. Études transversales
6. Rapports de cas

Revue systématique

- Objectifs clairement définis utilisant les méthodes et matériaux spécifiés
- Une méthodologie claire et reproductible
- Une question claire à laquelle il faut répondre
- Une recherche de grande envergure
- Évaluer la qualité de la recherche trouvée, en appliquant les critères d'éligibilité et en excluant toute partialité.
- Obtenir autant de données de base que possible (contacter les auteurs)
- Appliquer la méta-analyse, représenter les résultats sous forme de graphiques
- Erreurs de publication ? (diagramme en entonnoir)
- Trouvez une explication aux résultats obtenus.

Un diagramme en entonnoir est un diagramme de dispersion de l'effet d'un traitement par rapport à une mesure de la précision d'une étude. Il est principalement utilisé comme aide visuelle pour détecter les biais ou l'hétérogénéité systémique. Une forme symétrique d'entonnoir inversé se produit lorsque l'ensemble des données est "bénin" et qu'il est peu probable qu'un biais de publication se produise.

Les essais contrôlés randomisés constituent l'étalon-or de la recherche clinique, car ils sont considérés comme le meilleur moyen connu d'éliminer les biais.

Exigences	Objectifs, méthodes et analyses statistiques clairement définis
	· - Pertinence
	· - L'originalité
	· - Techniques de persuasion
Approbation du comité d'éthique	· - Doit être obtenu avant que les patients ne soient inclus dans l'étude
	· - Le comité est composé de membres professionnels et non professionnels qui déterminent si l'essai est justifié
	· - Les patients doivent recevoir une explication appropriée de l'objectif de la recherche et un formulaire de consentement.
Analyse	- Calcul de la taille de l'échantillon nécessaire pour détecter une certaine différence statistique entre les groupes de traitement si la véritable différence est
	il y a
	· - Partie de la conception de la recherche
	· - Le résultat souhaité doit être non seulement statistiquement significatif,

39

	mais aussi cliniquement significatif.
La sélection	- Critères d'inclusion et d'exclusion stricts
Randomisation	• Conduite visant à garantir que tous les participants ont la même probabilité de faire partie d'un groupe de traitement, c'est-à-dire à minimiser les biais. • - Le hasard distribué peut être utilisé pour minimiser les différences d'âge, de poids, de statut ASA, etc. • - Traitement comparé à un placebo, à un traitement existant ou à l'absence de traitement
Observation en aveugle	• - Utilisé pour réduire la probabilité d'une erreur dans l'établissement des faits. • -Dans les études en aveugle à sens unique, le patient ne sait pas quel traitement il reçoit. • -Dans les études en double aveugle, ni le patient ni le chercheur ne savent quel traitement ils reçoivent.
Causes possibles d'erreurs	• - Erreur de sélection : différence méthodologique dans l'acceptation ou le rejet de l'inclusion dans une étude ou un groupe de traitement. • - Biais de certitude : connaissance du traitement prescrit • - Erreur d'exclusion : l'abandon est plus susceptible de se produire dans un groupe de traitement • - Mauvaise randomisation • - Collecte de données peu fiable • -Choix inapproprié de la statistique outil
Écarts	• - Peut être le résultat de la précision de l'instrument ou du biais de l'observateur • - Peut être réduit en utilisant les mêmes techniques, le même personnel de santé, le même environnement, etc. pour tous les patients.
Collecte de données	• - Des lignes directrices devraient être élaborées et disponibles, et les personnes chargées de la collecte des données devraient être formées en conséquence. • - Les outils de collecte et d'analyse des données doivent être mis en place avant le début de l'étude. • - L'équipement et les moniteurs doivent être vérifiés et calibrés
Point final	- À déterminer par référence au nombre total étudié ou par un examen périodique et l'interruption de l'étude lorsque les résultats deviennent significatifs.
Publication	- Il doit comprendre un exposé complet des méthodes utilisées afin que les lecteurs puissent en évaluer la crédibilité.

Concepts mathématiques et statistiques

Erreurs

- a est une erreur de type 1 ou un faux résultat
- La probabilité qu'un résultat de test positif se révèle erroné.
- Représenté par une valeur p, et 0,05 est généralement le maximum autorisé.
- Si la valeur p diminue, le risque de rejeter un résultat statistiquement significatif (faux négatif) augmente.
- p Erreur de type 2 ou résultat faussement négatif
- Le risque de ne pas remarquer une différence alors qu'il y en a vraiment une.
- La valeur la plus élevée acceptable est généralement de 0,2

Puissance

La probabilité que l'hypothèse nulle soit correctement rejetée

- Égalité $1 - \beta$

- Avec une puissance de 0,8, il y a 80 % de chances qu'une différence statistique soit prouvée.

Sensibilité

Nombre de vrais positifs divisé par le nombre total de personnes atteintes de la maladie.

- Décrit la capacité d'un test à détecter les vrais positifs (ou à exclure les faux négatifs).

	Les conditions sont réunies	Pas de conditions
Test positif	a	b
Le test est négatif	c	d

Sensibilité = **a ^ (a + c)**

Calculez la valeur prédictive positive de ce nouveau test pour les antigènes de Legionella dans le sérum. positif 32, négatif 7. PPV = TP/(TP+FP) PPV =32/(32+7) = 82%

Spécificité

Le nombre de vrais négatifs divisé par le nombre total sans cette condition.

• Décrit la capacité du test à détecter les vrais négatifs (ou à exclure les faux positifs).

• Spécificité $= d \div (b + d)$

Calculer la spécificité d'un nouvel analyseur d'haleine utilisé pour le dépistage du cancer du poumon. Vrai négatif (VN) 30 Faux positif (PF) 24 Spécificité = VN/(VN+FP) Spécificité = 30/(30 + 24)= 56%.

Valeur prédictive positive (VPP)

Nombre de vrais positifs divisé par le nombre total de tests anormaux

• Décrit la capacité du test à prédire un véritable écart par rapport à la norme.

• Valeur prédictive positive $= a \div (a + b)$

• Valeur prédictive négative $= d \div (d + c)$

Précision

La somme des vrais positifs et des vrais négatifs divisée par le total.

Réduction du risque relatif (RRR)

Le rapport de la probabilité d'un événement indésirable survenant dans le groupe de traitement par rapport au groupe de contrôle.

• Si le risque d'un événement est réduit de A% à B%, la réduction du risque relatif est de $[(A - B) \div A]$.

• Si les événements sont rares (c'est-à-dire peu nombreux), la réduction du risque relatif surestime l'effet du traitement.

• Si les événements se produisent fréquemment (c'est-à-dire si A est grand), la réduction du risque relatif sous-estime l'effet du traitement.

Risque relatif RR= (a/(a + b))/(c/(c + d))

Application clinique pour calculer le risque relatif de cancer associé au tabagisme. Cancer du poumon - Fumeur 28 (a) . Non-fumeur 4 (c) Pas de cancer du poumon-Fumeur 72 (b) Non-fumeur 96 (d) RR= (a/(a + b))/(c/(c + d)) RR= (28/(28+72)/(4 /(4 + 96) =7 Vous avez sept fois plus de risques d'avoir un cancer du poumon si vous fumez.

Réduction du risque relatif RRR=ARR/Ic RRR = réduction du risque relatif, ARR = réduction du risque absolu, IC = incidence cumulée dans le groupe de contrôle.

Une application clinique de 100 hommes souffrant d'hypertension a reçu un nouveau médicament antihypertenseur et 100 hommes souffrant d'hypertension ont reçu un placebo. Les résultats ont été les suivants. La tension artérielle s'est améliorée avec le médicament antihypertenseur 80, le placebo 60, la tension artérielle ne s'est pas améliorée avec le médicament antihypertenseur 20. Placebo 40 ARR = 20% Calculer le RRR pour ce nouveau médicament. RRR= ARR/Ic RRR=20/40=5. RRR=50%

L'incidence de l'hypertension est passée de 40 % avec le placebo à 20 % avec le traitement, soit une diminution de moitié.

Réduction du risque absolu (ARR)

Réduction absolue du pourcentage de risque d'un événement indésirable pour un traitement donné.

Si le risque d'un événement est réduit de A% à B%, la réduction du risque absolu est de (A - B) %. Réduction du risque absolu ARR = IT - IC, où ARR = réduction du risque absolu, IT = incidence cumulée dans le groupe (de traitement), IC = incidence cumulée dans le groupe (de contrôle).

Calculer l'ARR pour ce nouveau médicament. ARR = IT - IC

ARR =80/100-60/100 = 0,8- 0,6 = 0,2=20%

Nombre nécessaire à traiter (NNT)

Le nombre de patients qui doivent recevoir un certain traitement pour qu'un patient obtienne l'effet désiré.

• Nombre nécessaire pour traiter = 1 t- réduction du risque absolu.

Précision **du test** Précision = (TP + TN)/ Total TP = Vrai positif TN = Vrai négatif Total = Total

Un nouveau test a été utilisé pour dépister Clostridium difficile dans le sang des patients. Les résultats pour 100 patients sont les suivants : Positif 34 (TP) Négatif 30 (TN) Veuillez calculer la précision du test.

Précision = (TP + T^/total. Précision = (34+30)/100 =64% Ce test n'est pas très précis.

Test du chi carré

Khi-deux $\chi^2 = \Sigma (o - e)^{2/} e$ $\Sigma =$ somme o = nombre observé, e = nombre attendu. Le test du Khi-deux est un test d'hypothèse statistique utilisé pour comparer les nombres observés dans chaque cellule d'un tableau 2 x 2 avec ceux auxquels on s'attendrait s'il n'y avait pas de relation entre les deux variables (c'est-à-dire si l'hypothèse nulle était vraie). Il mesure dans quelle mesure la distribution observée (réelle) des données correspond à la distribution attendue sous l'hypothèse nulle (aucune différence entre les résultats).

Elle est obtenue en calculant le carré de la différence entre les données observées et les données attendues, en divisant par les données attendues dans toutes les catégories possibles, puis en les additionnant. Cette valeur est difficile à interpréter, c'est pourquoi elle est donnée avec la valeur p. Elle est déterminée par un tableau approprié. Elle est déterminée par un tableau approprié. Plus la différence entre les résultats observés et attendus est grande, plus la valeur du Khi-deux est importante et plus la valeur p correspondante est petite. La valeur p indique la force de la preuve contre l'hypothèse nulle selon laquelle la différence réelle dans la population est nulle, c'est-à-dire qu'il n'y a pas de différence réelle entre les groupes.

Rapport des valeurs plausibles

LR = Sensibilité (100% - Spécificité)

Sensibilité = TP /(TP + FN) Spécificité = TN /(TN + FP) où : TP = vrai positif, FP = faux positif TN = vrai négatif, FN = faux négatif Le rapport de vraisemblance utilise la sensibilité et la spécificité pour mesurer la probabilité d'un résultat de test chez un patient atteint de la maladie par rapport à la probabilité que le même résultat de test soit obtenu chez un patient non atteint de la maladie. Il s'agit de la probabilité d'un résultat positif chez une personne atteinte de la maladie divisée par la probabilité d'un résultat positif chez une personne non atteinte de la maladie.

LR > 1 signifie que le résultat du test est lié à la maladie.

LR < 1 indique que le résultat est associé à l'absence de maladie.

Les types de données et leur représentation

Les statistiques décrivent des données provenant d'échantillons qui font partie d'une population d'éléments, d'événements ou d'observations similaires.

L'hypothèse nulle

- Il n'y a pas de différence entre les deux échantillons - ils sont tous deux issus de la même population.
- L'objectif des tests est de rejeter l'hypothèse nulle.

Erreur standard de la valeur moyenne

L'erreur standard (SEM) d'une valeur moyenne est une estimation de la proximité de la moyenne de la valeur de votre échantillon, c'est-à-dire une mesure de la précision de la moyenne de l'échantillon en tant qu'estimation de la moyenne de la population. Elle diffère de l'écart-type, qui mesure la variabilité d'une population et décrit comment les observations individuelles d'un échantillon diffèrent de la moyenne de la population. Étant donné que l'erreur standard de la moyenne dépend de l'écart-type et de la taille de l'échantillon, l'erreur standard de la moyenne diminuera à mesure que la taille de l'échantillon augmentera. En revanche, l'écart-type est indépendant de la taille de l'échantillon.

$SEM = SD / \sqrt{(n)}$ où SEM = erreur standard de la moyenne, SD = écart standard, n = nombre d'observations

Les taux de cholestérol des lipoprotéines de basse densité (LDL) des 3 293 sujets de l'étude ont une valeur moyenne de 189 mg/dl et un écart-type de 19 mg/dl. Calculez l'erreur standard de la moyenne. $SEM = 19 / \sqrt{(3293)} = 0,33$

La valeur p

- La probabilité que ce résultat soit le fruit du hasard.
- $p < 0,05$ signifie qu'il y a moins d'une chance sur 20 que ce résultat se produise par hasard.

Il s'agit de la valeur habituelle nécessaire pour obtenir une signification statistique et rejeter l'hypothèse nulle.

Distribution

- Fréquence moyenne
- Médiane
- La mode

43

- Médiane
- Diffusion
- Valeurs des pourcentages
- Écart-type

Les types

- Les statistiques descriptives décrivent simplement les données de l'échantillon
- Les statistiques descriptives sont utilisées pour tirer des conclusions sur la population elle-même.
- Les données qualitatives sont des noms ou des désignations
- Les données quantitatives sont des valeurs numériques

Données qualitatives

- Les données ordinales ou catégorielles n'ont pas d'ordre particulier, par exemple le type d'opération ; elles sont représentées par le mode (la catégorie la plus courante).
- Les données séquentielles sont séquentielles mais non numériques, par exemple une valeur doublée n'est pas une valeur doublée, par exemple un score de douleur ; elles sont représentées par une médiane (la valeur moyenne lorsqu'elle est classée par ordre croissant) et des percentiles (pourcentages égaux ou inférieurs à une certaine valeur).

Données quantitatives

- Les données continues peuvent être n'importe quel nombre, y compris des fractions, comme l'âge.
- Les données discrètes ne peuvent être que des nombres entiers, par exemple la fréquence cardiaque.
- Données de rapport - zéro est vraiment zéro, par exemple les degrés Kelvin
- Les données d'intervalle ne contiennent pas de véritable zéro, par exemple les degrés Celsius **Données paramétriques ou normalement distribuées**
- Courbe caractéristique symétrique en forme de cloche
- La valeur moyenne est la somme des valeurs divisée par le nombre de valeurs.
- L'écart-type est égal à la racine carrée de la variance.
- Dispersion $= \Sigma (x - \bar{x})^2 \div (n - 1)$
- Environ 68% des données se situent à l'intérieur d'un d'écart-type de part et d'autre de la moyenne et environ 95% à l'intérieur de deux écarts-types
- Moyenne = mode = médiane
- L'erreur standard de la moyenne représente le degré de confiance que nous pouvons avoir dans la correspondance entre la moyenne de l'échantillon et la moyenne de la population.
- Il est égal à l'écart-type divisé par la racine carrée du nombre d'observations.
- Il existe une probabilité de 95 % que la moyenne réelle se situe à l'intérieur de deux erreurs standard de la moyenne de la population ; c'est ce qu'on appelle l'intervalle de confiance à 95 %.

L'écart-type de l'ensemble de données est la racine carrée de la variance calculée de l'ensemble de données. La formule de la variance (s2) est la somme des carrés de la différence entre chaque point de données et la moyenne, divisée par le nombre de points de données et déterminée en quatre étapes simples.

(1) Calculer la valeur moyenne de toutes les valeurs $(\bar{x})$.

(2) Pour chaque observation individuelle (x), soustrayez la valeur moyenne (5s) et élevez les résultats au carré (de manière à ce qu'ils soient tous positifs). C'est ce qu'on appelle l'écart quadratique.

(3) Additionner toutes les observations (Σ) et diviser par le nombre total d'observations (n).

(4) Prendre la racine carrée de la variance.

La valeur moyenne étant considérée comme le point central, une fourchette d'un écart-type au-dessus (+) et au-dessous (-) inclura 68,3 % des valeurs, 2 écarts-types incluront 95,4 % des valeurs et 3 écarts-types incluront 99,7 % des valeurs.

N.B. L'écart-type ne doit être utilisé comme statistique de synthèse que si les données ont une distribution normale. Pour évaluer rapidement si c'est le cas, calculez les 2SD au-dessus et au-dessous de la moyenne pour voir si ces valeurs sont possibles pour la variable en question.

Note : Si vous échantillonnez à partir d'un petit nombre d'observations (n < 30), divisez par "n". Si vous échantillonnez un grand nombre d'observations (n > 30), divisez par "n - 1". C'est ce qu'on appelle la correction de Bessel, qui permet de corriger le biais dans l'estimation de la variance.

Sélection de tests statistiques simples pour différents types de données

• Les données qualitatives peuvent être comparées à l'aide d'un test du chi-carré, qui compare la fréquence des résultats observés à la fréquence attendue s'il n'y avait pas de différences entre les groupes. Le test exact de Fisher est utilisé si la fréquence attendue est inférieure à cinq.

• Le type de test utilisé pour comparer des données quantitatives dépend de la normalité de la distribution des données.

Les données normalement distribuées de deux groupes peuvent être analysées à l'aide du test t de Student, qui compare la moyenne et l'écart-type de chaque groupe.

• Les données des deux groupes distribuées de manière non normale peuvent être comparées à l'aide du test de Mann-Whitney.

Test U

• Lorsque plus de deux groupes sont utilisés, des comparaisons multiples sont effectuées et il y a 5 % de chances d'obtenir une signification statistique par le seul effet du hasard lors de l'utilisation des tests susmentionnés.

• Pour les données normalement distribuées, on utilise plutôt l'analyse de la variance (ANOVA).

• Le test de Kruskal-Wallis est utilisé pour les données distribuées de manière non normale de plus de deux groupes.

• Si des données appariées sont utilisées, des tests t de Student ou des tests ANOVA appariés peuvent être utilisés pour des données normalement distribuées.

• Le test du rang signé de Wilcoxon ou le test de Friedman peuvent être utilisés pour les données appariées distribuées de manière non normale.

Pour plus de deux groupes, le test de Friedman peut être utilisé.

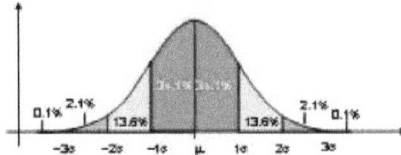

Distribution normale (gaussienne)

En quoi la distribution de Poisson diffère-t-elle de la distribution gaussienne ?
La distribution gaussienne, contrairement à la distribution de Poisson, est caractérisée par deux paramètres indépendants X et o. X est le nombre moyen de comptages que l'on s'attend à obtenir dans le cas de mesures multiples répétées. o est l'écart-type moyen.

Quand la formule de Poisson peut-elle être utilisée ?
Lorsque le nombre d'essais est grand n et que la probabilité p est petite, la formule de Bernoulli n'est pas pratique à utiliser, par exemple 0,97999 est difficile à calculer. Dans ce cas, la formule de Poisson est utilisée pour calculer la probabilité qu'un événement se produise k fois en n essais (n est grand) : $Pn(k)=\lambda kk!$

Application clinique : si une étude d'observation comporte n observations et que les patients ne présentent aucune complication, la limite supérieure de confiance (95 %) pour les complications s'approche de 3/n. Ainsi, dans une étude portant sur 100 patients, le taux de complications graves peut en réalité atteindre 3 % !

Section 5 : Électricité et magnétisme

• Dans les conducteurs, la couche externe d'électrons est faiblement liée et se déplace facilement sous l'effet de la force électromotrice. Dans les isolants, les électrons sont étroitement liés. Les semi-conducteurs conduisent le courant lorsqu'une énergie externe (lumière, chaleur, électricité) est appliquée, ce qui permet aux électrons de se déplacer.

• Une différence de potentiel (V) sur un conducteur provoque un courant (I) par le mouvement des électrons ou des ions. Un volt est la différence de potentiel entre deux points lorsqu'un joule de travail est effectué par un coulomb d'électricité circulant d'un point à l'autre.

• La résistance (R) d'un conducteur est due aux collisions entre les électrons et est donnée par la formule suivante

• Loi d'Ohm : R = V/I

Application clinique

Comment la loi d'Ohm s'applique-t-elle à la pression artérielle ?
La loi d'Ohm peut facilement être appliquée à l'équation physiologique BP = CO x SVR, puisque la pression artérielle (BP) est équivalente à V, le débit cardiaque (CO) est équivalent à I et la résistance vasculaire systémique (SVR) est équivalente à R. Il est donc facile d'imaginer que chez un patient souffrant d'un sepsis sévère et d'une vasodilatation (diminution de R), le débit cardiaque doit augmenter afin de maintenir la pression artérielle.

• Le courant continu (DC) circule dans un seul sens, tandis que le courant alternatif (AC) circule dans un sens et dans l'autre.

• Deux résistances en série ont une résistance totale égale à la somme des deux résistances individuelles.

• Deux résistances (R1 et R2) connectées en parallèle ont une résistance totale (R), définie comme 1/R = 1/R1 = 1/R2

46

- La puissance (watts, watt) est le taux d'énergie dépensée (en joules par seconde) et est déterminée par l'ampérage multiplié par la différence de potentiel.
- La charge électrique se mesure en coulombs et est le produit de l'intensité du courant et du temps pendant lequel il circule. Un courant d'un ampère équivaut à un coulomb par seconde.

L'impédance est un terme utilisé pour décrire la résistance des condensateurs et des inductances dans un circuit à courant alternatif et indique que la résistance dépend de la fréquence du courant alternatif. L'impédance, comme la résistance, est mesurée en ohms, mais est désignée par le symbole Z.

Le courant alternatif à haute fréquence circule plus facilement dans les condensateurs, tandis que le courant à basse fréquence circule plus facilement dans les inductances, ce qui est à la base des filtres passe-bande.

Condensateurs et capacité

Un condensateur est un composant électrique qui, lorsqu'une différence de potentiel lui est appliquée, accumule une charge sur deux plaques conductrices séparées par un isolant. La quantité de charge stockée dépend de la capacité - L'unité de capacité est le farad, qui est la quantité de charge stockée pour un volt appliqué au condensateur. D'où : $C = Q/V$, où C = capacité, V = différence de potentiel et Q = charge.

- Un courant alternatif peut circuler dans un condensateur par charge et décharge cycliques, mais aucun courant continu ne peut circuler.
- Facteurs affectant la capacité
- Taille de la plaque du condensateur
- Séparation des plaques du condensateur
- Milieu diélectrique utilisé (fine couche de matériau isolant séparant les plaques)

Application clinique

1. Où se trouve la capacité des condensateurs dans la salle d'opération ?
Des capacités peuvent exister entre des objets communs qui agissent comme deux plaques métalliques. Il s'agit notamment des conducteurs d'ECG, du patient, de la table d'opération et des lampes électriques de la salle d'opération. L'air est une substance non conductrice, autrement dit un diélectrique. Lorsque deux objets agissent comme un condensateur, on parle de couplage capacitif et cela peut entraîner des interférences électriques et statiques.

2. Comment le condensateur est-il utilisé dans le défibrillateur ?
Le composant le plus important d'un défibrillateur est le condensateur. En effet, il accumule une grande quantité de charge et la décharge très rapidement sur le myocarde. Cette décharge est de nature exponentielle et est trop rapide pour permettre une défibrillation complète. Pour que la défibrillation réussisse, le courant appliqué doit être maintenu pendant quelques millisecondes à l'aide d'un inducteur.

Inducteurs et inductance

- Les champs magnétiques entourent les aimants et les transducteurs dans lesquels circule le courant. Ces champs provoquent l'attraction ou la répulsion des aimants et des poudres magnétiques par une force appelée magnétisme.
- Une variation du champ magnétique induit un courant dans un conducteur.
- Un inducteur est un conducteur formé de bobines enroulées autour d'un noyau de matériau noir.

- L'inductance est l'apparition d'un courant dans un circuit électrique en raison d'un courant variable dans ce circuit ou dans un circuit voisin. Le courant initial provoque la formation d'un champ électromagnétique qui induit un second courant. Ce phénomène provoque des interférences dans les appareils électriques et est à l'origine des transformateurs.
- L'unité de mesure de l'inductance est le Henry (H).
- L'intensité du champ magnétique est l'intensité du champ dans le vide.
- Le flux magnétique est l'intensité du champ dans un matériau quelconque ; il est f dans les matériaux ferromagnétiques et | dans les matériaux diamagnétiques.
- L'unité de flux magnétique est le Weber et l'unité de densité de flux est le Tesla.
- La densité du flux magnétique terrestre est de 60 mTl. La densité du flux magnétique dans un scanner IRM est de 0,4-4 Tesla.

Interférences électriques

- Les interférences électriques peuvent provenir du réseau électrique, des systèmes d'allumage des véhicules, des signaux de la radio, de la télévision et de la téléphonie mobile. Le réseau électrique crée un champ électrique d'une fréquence de 50 Hz et un champ magnétique qui dépend de l'intensité du courant. Un conducteur dans un champ électrique ou un champ magnétique oscillant induit une différence de potentiel.
- Ces interférences peuvent provenir de la capacité, par exemple lorsque le corps du patient agit comme une plaque unique et est connecté à des courants alternatifs locaux.
- La diathermie chirurgicale provoque un échauffement, une carbonisation ou des explosions en fonction de la forme d'onde, de la densité de courant et de la puissance utilisées. Les hautes fréquences (0,5-1 MHz) ont peu d'effet sur les tissus excitables tels que les muscles et les nerfs, si ce n'est un échauffement. Le fil agit comme une antenne et induit un courant dans les conducteurs voisins, qui est facilement filtré en raison de la haute fréquence.
- Un scanner IRM utilise un aimant puissant, un émetteur et un récepteur radio. Des interférences peuvent donc se produire lors de la surveillance du patient. L'oxymétrie de pouls avec des fils en fibre optique peut être utilisée. Les champs électriques créés par les équipements de surveillance peuvent également réduire la qualité des images produites. Un petit émetteur radio fonctionnant sur une fréquence non perturbatrice peut être utilisé pour transmettre le signal ECG au moniteur situé à l'extérieur de la salle d'IRM.
- L'ensemble de la salle d'IRM est entouré d'une cage de Faraday constituée d'un treillis de cuivre conducteur afin d'empêcher les ondes radio d'entrer ou de sortir.

Signaux biologiques

- Les signaux biologiques sont trop faibles pour être mesurés directement et nécessitent une amplification.

Les amplificateurs sont des dispositifs qui convertissent un signal électrique faible en un signal plus puissant.
- La largeur de bande est la plage de fréquences sur laquelle l'amplificateur fonctionne avec précision.
- Les filtres sont utilisés pour bloquer certaines fréquences d'un signal électrique. Ils peuvent bloquer les interférences d'un signal indésirable si les fréquences sont suffisamment différentes. Par exemple, un filtre coupe-bande bloque le signal 48-52 Hz

pour éliminer les interférences dans le signal ECG causées par le réseau 50 Hz ; ceci a un effet négligeable sur la précision de l'enregistrement.

Signal	Fréquence (Hz)	Tension
EEG	0,5-100 (salle d'opération) 0,05-150 (diagnostic)	0,5-100 μV Jusqu'à 1 mV à la surface du cerveau
ECG	0,5-30 (moniteur) 0,05-100 (diagnostic)	100 μV 3 mV
EMG	1-20,000	Environ 1 mV

Les ondes complexes périodiques peuvent être représentées comme une sommation d'ondes sinusoïdales plus simples (analyse de Fourier) et comportent une onde de base et une série d'ondes appariées.

Mesure du blocage neuromusculaire

Signes cliniques : toux, absence d'effort respiratoire, relâchement des muscles abdominaux, soulèvement de la tête pendant 5 secondes, ouverture des yeux, sortie de la langue, déglutition et force de préhension.

• Stimulateur nerveux : onde carrée supramaximale, stimulus continu de 0,1-0,3 ms à travers une anode positionnée de manière proximale et une cathode positionnée de manière distale. La stimulation du nerf cubital contracte l'adducteur pollicis. La stimulation du nerf facial contracte l'orbicularis oculi. La stimulation du nerf péronier commun à la tête du péroné provoque la dorsiflexion de la cheville. La stimulation du nerf tibial postérieur dans la région de la cheville provoque une flexion plantaire.

Pour obtenir une paralysie du diaphragme, 80 % des récepteurs neuromusculaires doivent être bloqués. La récupération du diaphragme après un bloc neuromusculaire est plus rapide que celle du muscle adducteur. Par conséquent, si ce muscle est utilisé pour contrôler le bloc neuromusculaire, une surestimation du bloc du diaphragme peut se produire.

• La stimulation par contraction unique permet d'obtenir des contractions uniques à des intervalles de 1 à 10 secondes.

• Stimulation quadruple (TOF) - quatre stimuli à des intervalles de 0,5 seconde (2 Hz). Un blocage dépolarisant réduit l'amplitude des quatre contractions sans atténuation. Un blocage non dépolarisant entraîne une atténuation des quatre contractions. Ainsi, un blocage à 75 % entraîne 3 contractions du TOF, un blocage à 80 % entraîne 2 contractions du TOF, un blocage à 90 % entraîne 1 contraction du TOF et un blocage à 100 % n'entraîne aucune réponse au TOF. Le rapport du "train de quatre" est le rapport entre l'amplitude de la dernière réponse et celle de la première réponse. La récupération clinique après un blocage neuromusculaire nécessite un rapport TOF > 0,7.

• La stimulation tétanique est une stimulation de 5 secondes à 50 Hz. La stimulation tétanique normale n'entraîne pas d'atténuation. Avec un blocage non dépolarisant, il y a une atténuation et un soulagement post-tétanique. Cette méthode est utilisée en clinique lorsqu'il n'y a pas de réponse au quatrième épisode. Après avoir appliqué une stimulation tétanique pendant 5 secondes, le décompte posttétanique est le nombre de réponses musculaires à des secousses uniques à une fréquence de 1 Hz. Le blocage dépolarisant ne provoque pas d'extinction ni de soulagement posttanique.

• Deux courtes salves de stimulation tétanique, d'une fréquence de 50 Hz à 0,75 s d'intervalle, sont utilisées pour la double stimulation. Les stimuli tétaniques utilisés provoquent une réponse plus importante et permettent de détecter l'évanouissement plus facilement que la quadruple stimulation.

•   Mesure objective du blocage neuromusculaire

L'accéléromyographie utilise un cristal piézoélectrique fixé au pouce pour mesurer l'accélération du cristal due au mouvement du pouce en réponse à la stimulation du nerf cubital.

•   La mécanomicrographie mesure la force de contraction du pouce après stimulation du nerf cubital.

•   L'électromyographie évoquée mesure le potentiel d'action évoqué d'un muscle connecté en réponse à une stimulation nerveuse.

Risques électriques - causes

Courant électrique de secteur

•   courant alternatif d'une fréquence de 50 Hz, avec le conducteur à 240 V et le neutre relié à la terre à la centrale électrique.

•   Si un patient ou un employé établit une connexion entre un fil sous tension et la terre, le courant passera.

L'électricité peut provoquer

•   choc électrique
•   brûlures - voir diathermie
•   l'incendie ou l'explosion

Blessure électrique

•   Cause des dommages en fonction de
■   actuel
■   le chemin qu'il emprunte
■   sa densité
■   le type de courant (AC ou DC)
■   sa durée

•   Selon la loi d'Ohm, plus la tension est élevée ou plus la résistance est faible, plus le courant est important et donc les dommages.

•   Le trajet du courant détermine ses effets possibles. Le courant qui traverse la poitrine peut provoquer un arrêt respiratoire ou une fibrillation ventriculaire (FV). Le courant qui monte et descend le long du corps peut provoquer une perte de connaissance ou des lésions de la moelle épinière.

•   Avec un courant de 50 Hz traversant la poitrine d'un bras à l'autre, l'effet dépend de l'intensité du courant

•   1 mA provoque une sensation de picotement
•   5 mA - courant maximal de sécurité
•   15 mA provoque la tétanie (le courant "libère"), la douleur et l'asphyxie.
•   75 mA peut provoquer des arythmies ventriculaires

•   En courant alternatif, la fréquence du réseau est la plus dangereuse, car c'est celle qui provoque le plus souvent des arythmies et aussi des spasmes musculaires qui empêchent la libération de la source. Plus la durée est longue, plus les dégâts sont importants

- Un microchoc d'à peine 50 mA peut provoquer une FV à travers un cathéter veineux central ou un stimulateur cardiaque en contournant la résistance de la peau, ce qui provoque une forte densité de courant dans le cœur. L'impédance est l'équivalent de la résistance au courant alternatif.

Étincelles
- Peut provoquer un incendie ou une explosion en enflammant des vapeurs inflammables.

Couplage résistif
- Une connexion physique directe donne lieu à une connexion résistive. Un équipement défectueux ou des courants de fuite peuvent faire circuler l'électricité à travers la connexion entre la source d'électricité et la terre. Cela peut provoquer des brûlures ou des chocs électriques pour le patient ou le personnel.

Couplage capacitif
- Si le corps se comporte comme une plaque de condensateur, il y a conduction capacitive.

Dans le cas du courant continu, le courant circule pendant un temps très court jusqu'à ce que la plaque soit chargée au même potentiel que la source d'électricité.
- Avec le courant alternatif, le condensateur est chargé, mais sa polarité s'inverse en fonction de la fréquence de la source d'électricité ; le courant continue donc de circuler.
- Les variations des champs magnétiques dans le scanner IRM peuvent induire des courants dans les fils de surveillance standard, qui peuvent à leur tour causer des brûlures au patient par couplage capacitif.

Risques électriques - prévention
Mesures générales
- Essais et entretien réguliers des équipements
- Chaussures à haute résistance
- S'assurer que le patient n'est pas en contact avec des objets mis à la terre
- Tous les équipements médicaux doivent être conformes à des normes de sécurité. Ces normes comprennent deux classifications de l'équipement électrique
- protection contre les chocs électriques causés par le raccordement au réseau
- courant de fuite maximal admissible

Protection contre les chocs électriques lors du raccordement au réseau

Sur les équipements de classe I, toute partie conductrice accessible à l'utilisateur doit être reliée à la terre par l'intermédiaire du fil de terre. Si la partie conductrice est connectée à un fil sous tension à la suite d'une défaillance, le courant circulera dans le fil de mise à la terre avec une résistance plus faible, ce qui peut entraîner la rupture du fusible et le déclenchement de l'alimentation électrique
- Les équipements de classe II ont une isolation double ou renforcée de toute partie conductrice accessible. Ils n'ont pas de conducteur de mise à la terre
- Les équipements de classe III utilisent des batteries à des tensions qui ne sont pas susceptibles de provoquer des chocs électriques, mais qui peuvent provoquer des microchocs.

Courant de fuite maximal admissible
- Les appareils de type B ont un flux de courant maximal de 100 mA pour IIB

et de 500 mA pour IB et ne doivent pas être directement connectés au cœur. Il peut être de classe I, II ou III

• Le type BF est le même que le type B, mais il utilise également un circuit flottant. L'utilisation d'un transformateur d'isolement composé de deux bobines isolées électriquement signifie qu'il n'y a pas de connexion électrique directe entre le circuit secteur et le circuit patient. Le circuit du secteur est relié à la terre, ce qui n'est pas le cas du circuit du patient. Par conséquent, la connexion entre la source d'électricité dans le circuit du patient et la terre n'entraînera pas la fermeture du circuit et aucun courant ne circulera.

• Le type CF a un circuit flottant et un courant de fuite maximal de 10 mA pour IICF et de 50 mA pour ICF, de sorte qu'il peut être connecté directement au cœur en toute sécurité.

Disjoncteurs

Les disjoncteurs différentiels ont des bobines avec un fil sous tension autour du transformateur.

• Un nombre égal de bobines de fil neutre est également enroulé autour du transformateur

• La troisième bobine est connectée au relais qui commande l'interrupteur.

• Lorsque les courants sont égaux dans les conducteurs porteurs de courant et les conducteurs neutres, les flux magnétiques sont égaux et opposés, de sorte qu'il n'y a pas de champ magnétique.

• Si le courant de fuite est faible, les flux magnétiques sont différents et le champ magnétique induisant le courant dans le troisième enroulement provoque le déclenchement du relais.

Principes de fonctionnement du laser

Laser signifie amplification de la lumière par émission stimulée de rayonnement.

Les propriétés du rayonnement laser

• Monochromatique (une seule couleur et une seule fréquence)
• Presque aucune divergence
• Faisceau de haute intensité
• Dans la phase
• Peut avoir une très petite surface de section transversale

Principes du rayonnement laser

• Les électrons ont de l'énergie mais, selon la théorie quantique, ils ne peuvent exister qu'à certains niveaux d'énergie. Ils peuvent passer d'un niveau d'énergie à l'autre en absorbant ou en émettant une certaine quantité d'énergie (quanta) sous la forme d'un rayonnement, qui peut se situer dans le spectre visible. Dans le cas de la lumière non laser, des processus aléatoires font que les ondes lumineuses se déphasent ou deviennent incohérentes.

• L'énergie est absorbée par une torche ou une décharge à haute tension et libérée sous la forme d'un photon, dont l'énergie est égale à la différence entre les deux niveaux d'énergie.

• Le photon est réfléchi et stimule l'électron excité (à un niveau d'énergie plus élevé) pour qu'il tombe à un niveau d'énergie plus bas, ce qui entraîne l'émission d'une

onde d'énergie égale au photon stimulant, qui peut continuer à stimuler un autre électron.
- L'amplification se produit par une réaction en chaîne, et comme les photons ont la même énergie (et donc la même fréquence), ils sont cohérents
- Si un photon stimule un atome ayant un état d'énergie inférieur pour le faire passer à un état d'énergie supérieur, de l'énergie est absorbée. Si beaucoup plus d'atomes ont des électrons dans un état d'énergie plus élevé que dans un état d'énergie plus bas, il y aura en moyenne plus d'émission stimulée que d'absorption.

Le rayonnement confiné dans une seule direction forme le rayonnement laser.

Types de lasers

Une source laser spécifique émet une lumière de fréquence unique dont les ondes sont en phase avec une variation minimale. La source a une faible puissance de sortie (10 W ou moins). Cependant, la concentration des ondes permet un chauffage très efficace en un seul point. Les lasers de classe 1 sont les moins dangereux
(comme ceux utilisés dans un lecteur CD). Tous les lasers chirurgicaux sont de classe 4, car ils sont conçus pour couper des tissus et présentent donc un risque d'incendie.

Le laser à gaz argon émet une lumière bleu-vert qui traverse l'œil et est utilisé pour la chirurgie de la rétine ainsi que pour l'ablation des grains de beauté. Il peut être utilisé par voie endoscopique à l'aide de fibres optiques.
- Le laser à dioxyde de carbone produit une lumière infrarouge qui vaporise l'eau dans les tissus, coupant ainsi l'hémostase et la faible perméabilité. C'est le laser le plus couramment utilisé en chirurgie. Il n'est pas adapté à l'utilisation endoscopique
- le laser à grenat d'aluminium et d'yttrium dopé au néodyme (Nd:YAG) émet une lumière proche de l'infrarouge. Comme il n'est pas absorbé par l'eau, il est utilisé pour la coagulation et la découpe avec une pénétration profonde des tissus. En médecine, on utilise des lasers Nd:YAG continus de faible puissance (50 W). Il peut être utilisé par voie endoscopique.

Sécurité laser

Brûlures

Le rayonnement laser à haute intensité peut brûler la peau,
la rétine ou le nerf optique, ce qui peut entraîner une tache aveugle permanente ou une cécité partielle ou totale ; la lumière infrarouge n'étant pas visible, elle peut causer des dommages plus graves, notamment à la cornée, au cristallin, à l'humeur aqueuse et à l'humeur vitrée.

Incendie

Le risque d'incendie peut être réduit par
- Utilisation d'air et d'oxygène, qui sont moins inflammables que le protoxyde d'azote et l'oxygène
- fraction d'oxygène inhalée (FiO2) <0,25
- l'utilisation d'une sonde endotrachéale (ET) ininflammable
tubes avec brassards gonflés avec du sérum physiologique
- l'utilisation d'un   chirurgical   noir
mat non réfléchissant
outils
- protéger les tissus avoisinants à l'aide de tampons humides
- lorsqu'un incendie se produit dans les voies respiratoires

- éteindre le laser et inonder le pas de tir avec une solution saline
- déconnecter le circuit et, si possible, retirer le tube ET
- mettre un sac et un masque à air sur le patient
- examiner les voies respiratoires à l'aide d'un bronchoscope rigide
- surveiller le patient dans l'unité de soins intensifs et maintenir l'intubation pendant plusieurs heures
- Administrer de la dexaméthasone et de l'oxygène humidifié.
- répéter la bronchoscopie après quelques jours.

Utilisation sûre des lasers

- L'opérateur du laser doit s'assurer que le laser est utilisé en toute sécurité.
- Un extincteur approprié et une seringue de 50 ml remplie de solution saline doivent être disponibles.
- Le personnel doit porter une protection oculaire appropriée
- Toutes les portes doivent être verrouillées et les fenêtres fermées

Pont de Wheatstone

Le pont de Wheatstone se compose de quatre résistances (deux fixes, une réglable et une à jauge de contrainte) connectées à une batterie et à un galvanomètre.

- Une résistance à jauge de contrainte est un type de résistance dont la résistance varie en fonction de la tension ou du voltage.
- Dans un transducteur de pression, le mouvement du diaphragme entraîne une modification de la tension des capteurs à jauge de contrainte.
- L'énergie cinétique est convertie en énergie électrique.
- Une résistance variable est utilisée pour équilibrer le pont de manière à ce qu'aucun courant ne circule. C'est pourquoi on parle de système à déflexion nulle.

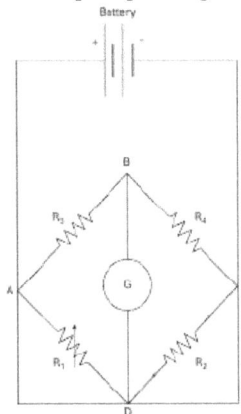

En pratique, les quatre résistances sont des jauges de contrainte, et le pont de Wheatstone est conçu de telle sorte que lorsque la résistance des deux jauges de contrainte situées d'un côté du pont augmente, la résistance des deux jauges situées de l'autre côté du pont diminue. Le signal électrique est ainsi amplifié.

Application clinique

Comment la loi d'Ohm s'applique-t-elle au pont de Wheatstone ?

Le pont de Wheatstone se trouve le plus souvent dans le transducteur d'un système de surveillance de la pression artérielle. Le transducteur convertit une forme d'énergie en une autre ; dans ce cas, le changement de pression est mesuré comme un changement de résistance à l'intérieur du pont. Il se compose d'un anneau de 4 résistances (R1-4), qui sont alimentées par une tension continue via les coins diagonalement opposés de l'anneau (A et C). Une jauge de contrainte typique est constituée d'une feuille dont la résistance change lorsqu'elle est déformée. La feuille est déformée par la pression sanguine (ou d'autres pressions telles que la pression intracrânienne). Le changement de résistance peut être mesuré avec précision à l'aide du pont de Wheatstone. La résistance est ensuite convertie en unités de pression artérielle et affichée sur le moniteur.

Qu'est-ce que l'effet thermoélectrique ?

Les phénomènes thermoélectriques sont un ensemble de phénomènes physiques,

Les phénomènes thermoélectriques sont dus à la relation entre les processus thermiques et électriques dans les métaux et les semi-conducteurs. Les phénomènes thermoélectriques comprennent L'effet Seebeck. L'effet Seebeck consiste en ce que, dans un circuit fermé composé de conducteurs différents, une force électromotrice apparaît si les points de contact sont maintenus à des températures différentes. L'effet Seebeck s'applique à un thermocouple. Les thermistances présentent une relation non linéaire entre la résistance et la température. Les thermistances "vieillissent" et leur résistance change avec le temps. Ils ont une hystérésis et des coefficients de température négatifs.

IRM et anesthésie

L'histoire

La résonance magnétique nucléaire (RMN) a été décrite pour la première fois en 1946 (Bloch et Purcell)

- Les aimants supraconducteurs à large bande sont apparus dans les années 1970
- La première imagerie par résonance magnétique clinique est apparue en 1980.

Principes

- Tous les noyaux atomiques (protons dans les atomes d'hydrogène) ont une charge positive et un spin, et se comportent donc comme un aimant.
- L'application d'une forte force magnétique externe homogène (B0) aligne certains des protons dans un état de basse énergie (parallèle) ou de haute énergie (perpendiculaire à B0).
- Un second champ magnétique radiofréquence (RF) (B1), appliqué perpendiculairement à B0, excite les noyaux possédant un spin
- Le champ de radiofréquence est appliqué par courtes impulsions (μs), ce qui entraîne l'absorption de l'énergie par le noyau.
- Cette énergie est rayonnée pendant la relaxation et peut être détectée et amplifiée ; la tension est affichée en tant qu'induction libre retardée (DSI).
- Dans la pratique, plusieurs impulsions RF sont appliquées, ce qui donne lieu à plusieurs FID dont la moyenne est calculée, améliorant ainsi le rapport signal/bruit (SNR).

Scanner IRM

- Typiquement 1-3 Tesla au centre de la bobine (par exemple, le champ magnétique terrestre est de 0,00005 Tesla, ce qui correspond à 0,5 Gauss), le champ de frange autour du scanner sera plus faible.

• Les scanners ouverts (utiles pour les patients claustrophobes ou pour les interventions) sont moins puissants.

• Une densité de flux magnétique élevée est obtenue en utilisant des aimants supraconducteurs cryogéniques proches du zéro absolu (0 K) par immersion dans de l'hélium liquide.

• Les bobines réceptrices et émettrices pour les impulsions RF et la détection peuvent être séparées ou combinées.

Imagerie par résonance magnétique pondérée T1 et T2

• Après l'arrêt de l'impulsion de radiofréquence, les noyaux reviennent à l'équilibre thermique - relaxation.

T1 est la constante de temps (temps nécessaire pour revenir à l'équilibre à 63%) pour la relaxation longitudinale, T2 pour la relaxation transversale.

• L'eau et le LCR ont un T1 long (3-5 s), alors que la graisse a un T1 beaucoup plus court (260 ms) ; le T1 est bon pour la contraction de la matière blanche/grise, alors que le T2 est bon pour l'œdème tissulaire.

D'autres groupes de séquences peuvent être utilisés en fonction du type de pathologie et de l'if ; par exemple

• écho de gradient pour l'IRM cardiaque

• la récupération par inversion (qui peut affaiblir les signaux de graisse ou d'eau)

• pesée de diffusion et de perfusion pour rechercher un infarctus cérébral

Applications cliniques de l'imagerie par résonance magnétique

• Neuro-imagerie

• Angiographie par RM et IRM cardiaque

• stadification du cancer de la prostate et de l'utérus

• Spectroscopie RM pour détecter divers métabolites dans les tissus corporels

• Salle d'opération IRM (salles d'opération hybrides avec scanners IRM connectés)

Scanners IRM et considérations anesthésiques

• La sédation ou l'anesthésie peuvent être choisies en fonction de la disponibilité du personnel.

• Des lignes directrices claires devraient être élaborées pour définir quels patients peuvent bénéficier d'une sédation et garantir que tous les professionnels qui administrent la sédation sont formés en conséquence.

• Les médicaments utilisés pour la sédation sont l'hydrate de chloral, le propofol, le midazolam et la dexmédétomidine.

• Lors d'une anesthésie générale (AG) avec un masque respiratoire laryngé (LMA), il est important de ne pas oublier de scotcher le ballon pilote afin qu'il ne se rétracte pas dans l'aimant près de la tête et ne provoque pas d'artefacts.

Population de patients

• Les patients qui doivent être anesthésiés pour un examen IRM ont leurs propres préoccupations

• Nourrissons et enfants

• Patients de l'unité de soins intensifs (en particulier l'unité de neurologie)

- Patients qui ne peuvent pas s'allonger (par exemple en raison d'une douleur intrathécale)
- Patients souffrant de problèmes de santé mentale et de claustrophobie sévère

Anesthésie à distance

- Les scanners IRM sont généralement situés à une certaine distance des salles de théâtre ; l'aide, les médicaments et l'équipement ne sont pas immédiatement disponibles.
- La guérison peut être difficile à obtenir
- Le manque de familiarité avec l'environnement s'il n'y a pas d'équipe permanente et de liste. Tout aussi important, les radiographes ne connaissent pas les besoins et les priorités de l'équipe d'anesthésie.
- Accès limité au patient dans le scanner ; il est essentiel que les voies respiratoires/adjonctives soient bien protégées avant de placer le patient dans l'aimant ; il n'est pas possible d'approcher le laryngoscope (à moins qu'il ne soit en plastique) de la grille magnétique en cas d'urgence.

Dangers pour le patient et le personnel

Objets blessants (par exemple, ballons, fauteuils roulants, pompes à seringues)
- Interférence avec les dispositifs implantables (par exemple, les stimulateurs cardiaques, les défibrillateurs, les pompes programmables)
- Interférence avec les dispositifs de perfusion (il peut être nécessaire de rallonger les lignes de la pompe à perfusion pour qu'elles soient en dehors de la cage de Faraday).
- Interférence avec le monitorage - un monitorage complet est nécessaire et les associations d'anesthésie suggèrent de placer le moniteur dans la salle de contrôle.
- la surveillance appliquée au patient doit être effectuée de manière à éviter les courants d'induction provoquant des brûlures de contact
- Les corps étrangers peuvent se déplacer (par exemple, les éclats de métal dans l'œil, les clips d'anévrisme s'ils ne sont pas en titane) et doivent être approuvés par le radiologue superviseur de l'IRM (MRIsafety.com).
- Dommage acoustique
- Risque d'anaphylaxie et de lésions rénales avec les agents de contraste intraveineux (bien que beaucoup plus faible avec le gadolinium).

Les principes de fonctionnement d'un stimulateur cardiaque

Le stimulateur cardiaque fournit une stimulation électrique cyclique du cœur pour traiter les bradyarythmies ou les tachyarythmies. Il est indiqué pour les maladies du système de conduction cardiaque

Électrocardiostimulation temporaire

- La stimulation transveineuse est réalisée par la veine centrale sous contrôle radiographique et peut être indiquée après un infarctus. La durée de l'impulsion est inférieure à 1 ms et la différence de potentiel requise est généralement inférieure à 4 V. Il existe un risque de microchoc. L'électrocardiostimulation transveineuse doit être envisagée en préopératoire dans les cas suivants
- bradyarythmie
- bloc cardiaque du troisième degré

- bloc cardiaque du second degré s'il s'agit d'un bloc Mobitz II ou s'il y a des symptômes concomitants ou une intervention chirurgicale importante
- bloc de branche, si bifasciculaire

ou a un intervalle PR prolongé

Un stimulateur cardiaque transcutané est plus rapide et

prévient les complications liées à l'utilisation de la

stimulation cardiaque. Elle utilise des électrodes cutanées de grande surface et des durées d'impulsion allant jusqu'à 50 ms pour réduire la stimulation nerveuse et musculaire.

Stimulateur cardiaque permanent

La stimulation permanente peut être utilisée en cas de syndrome du nœud sinusal, de bloc cardiaque ou après un infarctus si l'arythmie provoque des vertiges, une syncope ou une insuffisance cardiaque. La sonde du stimulateur cardiaque est généralement placée par voie endocardique dans l'oreillette ou le ventricule, ou dans les deux oreillettes, et reliée à un générateur d'impulsions alimenté par une batterie.

- Le code d'un stimulateur cardiaque se compose de cinq lettres.

(dans l'ordre) dénotant

- stimulateur cardiaque de chambre (0 = aucun, A = oreillette, V = ventricule, D = double)
- déclenchement de la chambre (0 = aucun, A = oreillette, V = ventricule, D = double)
- réaction (0 = aucune, T = déclenchée, I = verrouillé, D = double, R = inverse)
- fonctions programmables
- fonction antiarythmique

Stimulateurs cardiaques à la demande

- Les stimulateurs cardiaques à la demande sont dotés d'électrodes sensibles à la caméra. Les interférences provenant de champs électromagnétiques extérieurs au patient (moteurs électriques, micro-ondes, dispositifs antivol, équipements électrochirurgicaux, stimulateurs nerveux et équipements de surveillance) peuvent être interprétées par l'appareil comme des complexes QRS. Le scanner IRM peut provoquer des mouvements ou des dysfonctionnements de l'appareil.
- La fonction du stimulateur cardiaque peut être modifiée de manière externe à l'aide d'aimants ou de générateurs de radiofréquences. Cela peut conduire à des résultats imprévisibles et ne doit être effectué que par un spécialiste qualifié.

Utilisation de la diathermie

- L'utilisation de la diathermie chez un patient porteur d'un stimulateur cardiaque peut entraîner une asystolie, une fibrillation ventriculaire ou une défaillance du stimulateur.

Les risques peuvent être atténués par

- garantir la disponibilité d'un programmateur de stimulateur cardiaque et la réalisation d'un test préopératoire du stimulateur cardiaque
- limiter l'utilisation de la diathermie
- placer l'électrode indifférente du même côté que l'opération et le plus loin possible du stimulateur cardiaque

- en utilisant le plus petit courant effectif
- l'utilisation de la diathermie bipolaire
- surveillance continue de l'ECG
- assurer la disponibilité d'un programme de stimulateurs cardiaques

Défibrillateurs

Le défibrillateur délivre un courant électrique au cœur pour convertir la fibrillation ventriculaire en rythme sinusal.

- Le courant provoque la contraction simultanée de l'ensemble du muscle cardiaque, ce qui entraîne une période réfractaire, après laquelle on espère que le rythme sinusal se rétablira. Pour que le défibrillateur fonctionne, il doit stocker l'énergie électrique et la libérer de manière contrôlée. Au condensateur

(C) une différence de potentiel de 5000 V est appliquée. Cela entraîne une accumulation de charge sur les plaques du condensateur.

- L'énergie accumulée dépend de la charge, de la capacité et du potentiel.
- Énergie accumulée, $E = / QV$, où $C = Q/V$, $E = / CV^2$
- Dans le défibrillateur monophasique, les électrodes sont placées sur la poitrine du patient (à l'aide de gelée conductrice ou de tampons d'impédance) sous la clavicule moyenne droite et au-dessus de l'apex du cœur.
- L'énergie stockée dans le condensateur est délivrée au patient, par exemple à un courant de 35 A pendant 3 ms.
- L'inducteur est utilisé pour allonger le temps de décharge et contrôler la forme de l'impulsion électrique. C'est la quantité d'énergie délivrée au patient qui est importante, et non la quantité totale d'énergie contenue dans le condensateur. C'est pourquoi le défibrillateur est réglé pour réguler l'énergie totale délivrée au patient
- L'impédance transthoracique diminue à la suite du premier battement, de sorte que le deuxième battement fournira plus d'énergie au cœur sans augmenter l'énergie cible. La défibrillation interne directement dans le cœur nécessitera moins d'énergie chez les adultes et les enfants.
- Les défibrillateurs biphasiques utilisent une impulsion dans une direction suivie d'une seconde impulsion dans la direction opposée ; il est prouvé qu'ils peuvent fournir une défibrillation avec moins d'énergie, ce qui entraîne moins de dommages au cœur.
- Pour traiter certaines dysrythmies, le défibrillateur ne délivre un choc en mode synchronisé que pendant l'onde R, sinon il risque de provoquer une fibrillation ventriculaire.

Facteurs de réduction de la résistance

1. Le gel scapulaire réduit la résistance transthoracique
2. Défibrillation à l'expiration
3. Les omoplates de 13 cm réduisent la résistance transthoracique de 21 %.
4. Éviter l'hypothermie
5. Défibrillation myocardique directe (5-40J)

La diathermie est un appareil utilisé pour faire passer un courant électrique dans les tissus afin de générer de la chaleur pour coaguler les vaisseaux sanguins ou disséquer et détruire les tissus.

- La chaleur générée est proportionnelle à la puissance développée,

typiquement 50400 W
- Dans la diathermie unipolaire, les pinces sont utilisées comme une seule électrode et une plaque de grande surface est fixée au patient, généralement sur la jambe. La densité du courant est élevée sur la pince, ce qui provoque une coagulation ou une incision, mais faible sur la plaque, de sorte qu'il n'y a pas ou peu d'échauffement
- Avec la diathermie bipolaire, le courant passe entre les deux lames de la pince ; aucune plaque n'est nécessaire. La puissance utilisée est moindre, ce qui permet de l'utiliser en chirurgie oculaire, digitale et neurochirurgicale pour localiser le courant et éviter les dommages collatéraux aux tissus. Cependant, la gamme d'électrodes disponibles étant plus restreinte, cette technique peut ne pas convenir à certaines applications.

La diathermie de coupe utilise un courant sinusoïdal alternatif d'une fréquence de 0,5 mHz.

La diathermie de coagulation utilise un courant sinusoïdal pulsé de 1 à 1,5 mHz.
- Les effets de la diathermie dépendent de la fréquence

Une grande surface de plaque est nécessaire pour éviter l'effet de la chaleur sur la zone indifférente. Une bonne irrigation sanguine minimise également ce risque. Les circuits isolés sans mise à la terre ("floating") évitent les fuites de courant de la diathermie.

Problèmes liés à la diathermie

- La diathermie peut interférer avec la surveillance : oxymétrie de pouls et ECG.
- Des plaques mal positionnées (c'est-à-dire avec une petite surface) peuvent provoquer des brûlures.
- L'activation accidentelle du diatherme peut provoquer des brûlures, c'est pourquoi un support isolé est utilisé et une alarme sonore prévient de l'activation du diatherme. Des brûlures accidentelles peuvent se produire même si le diatherme n'est pas en contact physique avec le patient, grâce au couplage capacitif, dans lequel le patient agit comme une plaque de condensateur unique.
- L'utilisation de la diathermie unipolaire dans les artères terminales peut entraîner des dommages collatéraux et des infarctus.
- La diathermie peut enflammer des substances inflammables, telles que l'alcool pour la préparation de la peau, les agents anesthésiques ou les gaz intestinaux, ce qui peut provoquer un incendie ou même une explosion.
- Si le diatherme est relié à la terre mais que la connexion est défectueuse, le courant peut passer à la terre par un autre conducteur métallique relié à la terre, tel qu'un support de goutte ou un fil ECG, et provoquer des brûlures. Un circuit flottant permet d'éviter ce phénomène
- Les stimulateurs cardiaques peuvent tomber en panne, en particulier avec la diathermie unipolaire.
- Le risque de sensation physique, de contractions musculaires ou de fibrillation ventriculaire est négligeable à des fréquences supérieures à 1 MHz, de sorte qu'une fréquence d'environ 0,5-1,5 MHz est généralement utilisée.

Pinnock CA, Lin ES, Smith T. Principes fondamentaux de l'anesthésie, 2e éd. Greenwich Medical Media Ltd, 2003, Section 4 : Chapitre 1.

Section 6

Principes de fonctionnement des équipements spéciaux

Mesure du volume et du débit des gaz et des liquides

Mesure du volume

• Le spiromètre Benedict-Roth se compose d'un boîtier léger qui contient un volume d'air enfermé dans de l'eau. La cagoule monte et descend au fur et à mesure que le patient inspire et expire, et un stylo relié à la cagoule dessine un tracé pour mesurer le volume et le débit.

• Les instruments de mesure des fonctions vitales utilisent des diaphragmes reliés à un tracé sur un graphique actionné par un moteur.

• Le respiromètre de Wright est un enregistreur de volume expiratoire qui utilise le débit de gaz pour faire tourner des pales ; il s'agit donc d'un anémomètre. Le débit peut être obtenu en faisant la moyenne des volumes dans le temps. Il ne nécessite pas d'alimentation électrique, est petit et portable, mais ne peut mesurer que le volume de gaz circulant dans une seule direction. Il sous-estime les faibles volumes, mais surestime les volumes élevés en raison de l'inertie des pales.

Mesure du débit de gaz

• Le rotamètre est un débitmètre à orifice variable.

• Le débitmètre de pointe Wright utilise la rotation de la palette pour ouvrir une fente circulaire permettant au gaz de s'échapper et de contrecarrer la force constante du ressort enroulé. Un cliquet arrête le mouvement de la palette au déplacement maximal et le débit est lu sur le cadran.

Le mini pikloflowmètre de Wright (plus courant aujourd'hui) fonctionne en demandant au patient de déplacer un diaphragme à ressort lors de l'expiration, augmentant ainsi la taille de l'écoulement. Il s'agit donc d'un appareil à pression variable (la tension du ressort change lorsqu'il est étiré).

• Le débitmètre massique maintient la température de la thermistance constante pendant que le gaz la traverse et absorbe de l'énergie thermique. Le courant nécessaire pour maintenir une température constante dépend à la fois du débit et de la température du gaz, de sorte qu'une deuxième thermistance doit être utilisée pour compenser ce phénomène.

• Un pneumotachographe est un débitmètre de gaz à section constante et à pression variable. Il est utilisé dans les circuits d'anesthésie et doit donc offrir peu de résistance à l'écoulement du gaz. Il contient une tête de pneumotachographe qui se décline en plusieurs types

• Le pneumotachographe à écran comporte un écran de gaze à travers lequel le gaz passe, ce qui crée une chute de pression à travers l'écran. Le flux doit être laminaire pour qu'il fonctionne correctement. Des orifices de pression situés de part et d'autre de l'écran transmettent la chute de pression au transducteur.

• Le pneumotachographe Fleisch utilise une série de canaux fins pour assurer un flux laminaire.

• Un pneumotachographe à fil chaud comporte deux fils chauffés disposés perpendiculairement l'un à l'autre dans la lumière de la tête. Le flux de gaz refroidit les fils, ce qui modifie leur résistance et crée un signal électrique

• Le pneumotachographe à tube de Pitot modifié contient deux tubes d'échantillonnage ouverts à basse pression placés au centre du canal d'écoulement du gaz. La différence de pression entre les orifices supérieur (dynamique) et inférieur (statique) dépend de l'énergie cinétique du gaz, qui est proportionnelle à (vitesse)^2.

Le manomètre **Bourdon** est utilisé pour mesurer la pression dans le système principal et dans les bouteilles des appareils d'anesthésie. L'échelle de mesure est le kPa ou le bar. Le débit est contrôlé par des rotamètres et des réducteurs de pression qui permettent de passer d'une pression élevée à une pression faible. Dans certains cas, la chute de pression à travers l'orifice peut être utilisée pour estimer le débit, mais les manomètres de type Bourdon ne sont pas adaptés à cet usage.

Le réfractomètre de Rayleigh utilise l'indice de réfraction d'un gaz pour calculer sa concentration.

La conductivité thermique est utilisée dans les catharomètres. Dans ces appareils, le refroidissement du fil entraîne une variation de la résistance proportionnelle à la concentration du gaz.

La solubilité est utilisée dans des dispositifs tels que les élastiques lorsqu'une augmentation de la longueur s'accompagne d'une absorption de gaz.

L'émission de lumière est utilisée dans le dispositif pour mesurer la diffusion de la lumière Raman. L'absorption dans l'infrarouge et l'ultraviolet est utilisée pour mesurer la concentration de gaz.

Pinnock CA, Lin ES, Smith T. Fundamentals of Anaesthesia, 2nd Edn. Greenwich Medical Media Ltd, 2003, Section 4 : Chapitre 2

Rotamètre

Un rotamètre est un débitmètre à section variable et à pression constante, constitué d'un tube de verre conique vertical contenant une bobine.

Conception et fonction

- Le débit de gaz est régulé par une vanne à aiguille située à la base du tube de verre.
- Le diamètre du tube est étroit en bas et large en haut.
- La bobine se déplace vers le haut dans le trou d'expansion au fur et à mesure que le débit augmente.
- Le poids de la bobine est équilibré par la pression du flux de gaz qui s'exerce sur elle.
- Les relevés sont effectués à partir de la partie supérieure de la canette.
- Chaque rotamètre doit être conçu et étalonné pour un gaz spécifique car
- à faible débit, l'orifice se comporte comme un tube, l'écoulement est donc laminaire et dépend donc de la viscosité
- à des débits élevés, l'orifice devient similaire à un étranglement dans un tuyau, de sorte que l'écoulement devient turbulent et dépend donc de la densité.

Avantages

- Fiabilité et absence d'alimentation électrique
- Aucun affichage ne peut être défaillant
- Au Royaume-Uni, le bouton de réglage de l'oxygène est plus gros, dépasse davantage et se trouve toujours à l'extrême gauche.
- L'entrée d'oxygène est placée plus bas que les autres pour éviter les fuites si l'un des autres débitmètres se fissure.
- Un dispositif mécanique d'antihypoxie empêche l'introduction d'oxygène à des concentrations inférieures à 25 %.

- Les évaporateurs situés à la sortie des rotamètres peuvent augmenter la pression dans les rotamètres et affecter leur précision.
- Le dysfonctionnement est potentiellement dangereux car le rotamètre fait partie du circuit d'anesthésie.
- Pour maintenir la précision, le rotamètre doit être en position verticale afin d'éviter le frottement et le grippage de la bobine.
- Elle n'est précise que pour un gaz donné, à une température et une pression données.

Mesure de la pression dans le système.

Manomètre
- La méthode la plus simple pour mesurer la pression
- Ne nécessitant pas d'étalonnage, il peut être utilisé pour étalonner d'autres instruments.
- La pression est équilibrée par une colonne de liquide de densité connue - généralement de l'eau pour les basses pressions et du mercure pour les hautes pressions.
- La pression est égale à la profondeur multipliée par la densité du liquide multipliée par l'accélération de la pesanteur, c'est pourquoi les unités cm H2O et mm Hg sont couramment utilisées.
- Le mercure est 13 fois plus dense que l'eau.
- La hauteur verticale donne la valeur de la pression ; le tube lui-même n'a pas besoin d'être vertical.
- Il est encombrant et ne permet pas une lecture directe.

Jauges anéroïdes

- Dispositifs mécaniques contenant un mécanisme qui déplace l'aiguille en fonction de la pression, par exemple lorsqu'un récipient scellé contenant du gaz se dilate.
- L'un de ces types est la jauge de Bourdon :
- Tube spiralé à section ovale
- La bobine se déroule, sa section devenant circulaire au fur et à mesure que la pression augmente.
- Ne nécessite pas d'alimentation électrique
- Mécaniquement robuste
- Ne peut être utilisé pour des pressions très basses
- Complexité du réétalonnage

Jauge de contrainte piézorésistive

L'effet piézoélectrique est la génération de charges dans certains matériaux solides, tels que les cristaux, lorsqu'ils sont soumis à une contrainte mécanique.
- L'effet inverse se produit lorsqu'une charge électrique traverse un tel matériau, modifiant sa taille et sa forme
- Utilisé dans un transducteur ultrasonique pour les diagnostics ultrasoniques
- La résistance varie en fonction de la contrainte mécanique et le capteur constitue un maillon d'un circuit en pont, qui produit un petit courant qui est amplifié et transmis à travers le réseau.
- Polyvalent et adapté à la mesure des hautes et basses pressions
- Nécessite une alimentation électrique et est sensible aux interférences

Les analyseurs paramagnétiques sont des analyseurs de gaz qui utilisent le fait que l'oxygène est paramagnétique (il est attiré par un champ magnétique en raison de la présence d'électrons non appariés dans son anneau électronique externe).

Les gaz diamagnétiques sont repoussés et ne sont pas mesurés. La plupart des autres gaz anesthésiques ne sont que très faiblement attirés par le champ magnétique.

Le protoxyde d'azote est également paramagnétique (mais pas l'oxyde nitreux).

Les anciennes chambres utilisaient un système d'haltères et de fils de torsion, mais les systèmes modernes utilisent un champ électromagnétique commutable et un capteur de pression.

Un champ électromagnétique est généré à une fréquence d'environ 110 Hz. Cela crée une différence de pression entre l'échantillon de contrôle (généralement de l'air propre) et l'échantillon du patient.

Un capteur sensible détecte les variations de pression d'environ 20 à 50 µbar et les convertit en une tension continue directement proportionnelle à la concentration d'oxygène.

Stockage d'oxygène

Comprenez-vous ce qu'est la production d'oxygène ?

L'oxygène (O^2) est produit par distillation fractionnée de l'air ou à l'aide d'un concentrateur d'oxygène dans lequel une maille de zéolithe adsorbe le N2 de sorte que le gaz restant est d'environ 97 %.

Production d'*oxygène*

- Distillation fractionnée de l'air liquéfié (industrie)
- Concentrateurs d'oxygène. Le silicate d'aluminium ("zéolite"), qui doit être dépoussiéré, est utilisé comme tamis moléculaire pour adsorber l'azote de l'air, laissant environ 93 % d'oxygène.

Oxyde nitreux

- Chauffage du nitrate d'ammonium à 250°C
- NH4NO3 ^ N2O + 2H2O ; les autres impuretés gazeuses doivent être filtrées.

Dioxyde de carbone

- Sous-produit de nombreuses réactions industrielles

Par exemple, lors de la décomposition thermique (850°C) du calcaire pour obtenir de la chaux vive CaCO3 ^ CaO + CO2.

Comment l'oxygène est-il stocké dans les hôpitaux ?

L'oxygène est principalement stocké sous deux formes : sous forme de gaz dans des bouteilles (dans de petites institutions pour un usage limité).

En tant que liquide dans un évaporateur isolé sous vide (VII), ce qui constitue un moyen plus suffisant et plus rentable pour les grands centres.

Stockage de gaz - Bouteilles

- Fabriqué en acier au molybdène
- L'assurance qualité (BOC) comprend la visualisation des cylindres à l'intérieur et à l'extérieur et des tests hydrauliques tous les 5 ans.
- L'oxygène et l'air sont stockés sous forme de gaz comprimés (la température critique de l'O2 est de -118,4°C).
- Le protoxyde d'azote et le dioxyde de carbone sont des vapeurs.

(températures critiques de 36,5°C et 31°C respectivement)

- Le facteur de remplissage (0,75 dans les climats tempérés) doit être réduit (0,67) si la température ambiante risque de dépasser la température critique.

• Le volume d'oxygène dans la bouteille est proportionnel à la pression, avec une faible variation due aux changements de température.

• Le volume de protoxyde d'azote peut être calculé en pesant la bouteille et en connaissant la tare (poids de la bouteille vide).

• Les bouteilles sont identifiées par leur couleur et par un système d'indexation qui doit permettre de s'assurer que les gaz précomprimés ne sont pas raccordés au mauvais étrier.

• Les gaz/vapeurs peuvent être stockés dans des collecteurs, des banques de bouteilles, une "de secours" et une "de réserve", et reliés aux utilisateurs par un système de gaz médicaux et de vide par canalisation (PMGV).

Stockage d'oxygène - VIE (évaporateur isolé sous vide)

L'oxygène liquide est transporté dans un réservoir spécialement isolé et livré à la VIE, qui est maintenue à -183°C par un vide entre deux couches d'acier.

• Le gaz s'échappe par le papillon et l'évaporateur situés en haut du cylindre.

• L'inefficacité de l'isolation sous vide est compensée par la lente évaporation de l'oxygène liquide, qui permet au gaz résiduel de refroidir.

• VIE est sur un dispositif de pesage pour mesurer le contenu (comme dans les bouteilles de N2O).

Parlez-nous des bouteilles d'oxygène

>   Les bouteilles d'oxygène ont une enveloppe noire avec un couvercle blanc.

>   La pression dans les différents cylindres est différente

>   Normalement stocké à 13 700 kPa (137 bar). Elle peut varier entre 12 000 et 17 000 kPa en fonction de la bouteille. Contient de l'oxygène gazeux (la pression diminue linéairement lorsque la quantité d'oxygène diminue).

Didar Name	M-3	A	ML-6	B	M-J	C	D	jD	E	M-60	MM/M/M23	M
Diameter (in.)	23	3.3	4.3	3.3	4.3	4.3	4.3	5.3	4.3	7.3	9	9
Height (in.)	5.3	8.5	7.6	11.3	9.1	11	16.5	16.5	25.5	33	76	93
Empty Weight (lb)	0.7	1.4	2.8	2.2	3.3	3.2	5.5	8	7.9	22.5	39.5	114
Capacity (L) at 2,200psi	40	113	145	164	198	255	425	640	680	1738	5455	7080
Transport Method	Carrier Bag	Carrier Bag	Carrier Bag	Carrier Bag	Carrier Bag	Carrier Bag	Carrier Bag	Carrier Bag	Carrier Bag	Wheeled Bag or Cart	Non Portable	Non Portable
Regulator Type	CGA 870	CGA 870	CGA 870	CGA 870	CGA 870	CGA 870	CGA 870	CGA 870	CGA 870	CGA 540	CGA 540	CGA 540

Tableau. Pression dans l'appareil d'anesthésie

Gaz	Type de condition dans le cylindre	Pression (kPa)	(bar)
Oxygène	Gaz	13,700	137
Oxyde nitreux	Mélange de gaz et de liquide	4,400	44
Entonox (50:50 O₂ :N₂O)	Gaz	13,700	137
Pression du système	- Les gaz sont fournis à 400 kPa (4 bar), à l'exception de l'air médical qui est fourni à 700 kPa (7 bar).		
Vannes de contrôle*	400 kPa (4 bar)		
Limiteurs de débit*	• Placé en amont des capteurs de débit. • Protéger la machine contre les coups de bélier destructeurs dans le système (100-200 kPa)		
Vannes de régulation de débit	- Contrôler le passage de la haute pression à la basse pression		
Vannes d'inversion de sécurité soupapes	- Situés sous les évaporateurs sur la palette arrière et évitent d'endommager les capteurs de débit - Ouverts à 35 kPa		
Soupapes de sécurité pour l'oxygène*	- Se connecte directement au système haute pression - Fournit 37-75 l/min à 400 kPa		
Alarme de manque d'oxygène	Son à une pression inférieure à 200 kPa		
Soupape réglable du système de limitation de la pression (soupape Heidbrink)+	Nécessite <0,1 kPa (<1 cmH2O) pour être actionné en position ouverte et génère une pression maximale de 7,0 kPa (70 cmH2O) en position fermée.		
Limitation de pression réglable	Pression maximale réalisable 60 cmH2O		

*Protéger la **machine** contre les barotraumatismes⁺ Protéger le **patient** contre les barotraumatismes

Pouvez-vous expliquer le fonctionnement d'un évaporateur isolé sous vide ?

L'évaporateur isolé sous vide (VII) est une forme d'appareil sous pression qui permet de stocker des liquides cryogéniques, notamment de l'oxygène, de l'azote et de l'argon, dans le cadre de processus industriels et d'applications médicales. L'oxygène est stocké dans le VII à une pression de 10 bars et à une température de - 180°C. L'isolation sous vide a pour but d'empêcher le transfert de chaleur entre l'enceinte intérieure contenant le liquide et l'atmosphère environnante. Si l'isolation ne fonctionne pas, le liquide stocké se réchauffe rapidement et subit un changement de phase en gaz, augmentant considérablement de volume et pouvant entraîner une destruction catastrophique de la cuve en raison de l'augmentation de la pression. Pour éviter cela, les réservoirs VII sont équipés d'une soupape de sécurité. Pour rester liquide, le contenu de la cuve doit être maintenu à sa température critique ou en dessous. La température critique de l'oxygène est de -118 °C ; au-delà de cette température, une augmentation de la pression ne produit pas un liquide, mais un liquide supercritique.

Propriétés physico-chimiques de l'oxygène :

> Point d'ébullition : -182°C
> Température critique -119°C
> Pression critique 50 bar

La température critique d'un gaz est la température au-dessus de laquelle les vapeurs de gaz ne peuvent pas être liquéfiées, quelle que soit la pression appliquée.

La pression critique d'un gaz est la pression nécessaire pour liquéfier le gaz à sa température critique.

https://litfl.com/oxygen-cylinder/

Profils des supporters
Les fans

Les ventilateurs sont des appareils qui peuvent faire entrer et sortir des gaz des poumons pour les aider à se ventiler.

Ventilation à pression négative

Forme de ventilation dans laquelle une pression négative est appliquée périodiquement sur le thorax dans un compartiment étanche afin de dilater le thorax et de faire entrer l'air ou d'autres gaz dans les poumons. Actuellement remplacée par la ventilation par pression positive.

La pression négative intermittente appliquée à la chambre provoque une dilatation du thorax, aspirant ainsi l'air dans les poumons de manière physiologique.

Ventilation par pression positive

Forme de ventilation dans laquelle une pression positive intermittente est fournie aux poumons pendant l'inspiration et expirée passivement.

Considérez la fonction du ventilateur, en la divisant en trois étapes : *Déclenchement*

L'événement qui déclenche chaque respiration sur le ventilateur. Si le patient ne fait pas d'effort spontané, le déclencheur est généralement l'heure, qui dépend elle-même de la fréquence respiratoire réglée.

Lorsque le patient fait un effort spontané, le déclencheur est généralement un débit minimum ou une chute de pression causée par l'effort du patient. *Restriction*

Facteur contrôlant le débit inspiratoire

Cyclicité

Facteur qui détermine le moment de transition de la phase inspiratoire à la phase expiratoire (ou pause inspiratoire).

Les signaux de cyclage standard sont le volume, le temps et le débit. *Cycle de pression* est rarement utilisée comme fonction principale. Cependant, elle peut être utilisée comme fonction secondaire lorsqu'une alarme de haute pression est déclenchée.

Dans la *ventilation avec cycle de volume*, l'inspiration s'arrête lorsqu'un volume déterminé est atteint. Si l'inspiration est interrompue, l'expiration commence après un temps déterminé (cycle temporel) plutôt qu'immédiatement après l'inspiration, de sorte qu'un cycle mixte peut se produire. Dans le cas d'une ventilation purement cyclique, la transition entre l'inspiration et l'expiration se produit après un temps déterminé associé à la fréquence respiratoire souhaitée. Dans la ventilation avec cycle de débit, l'inspiration s'arrête dès que le débit inspiratoire tombe à un niveau minimum (généralement déterminé par le fabricant) vers la fin de l'inspiration.

Formes d'onde du ventilateur

En plus de comprendre la terminologie des ventilateurs, les formes de courbes typiques. Pour la clarté de la description des types de ventilateurs, on se réfère à la limite appliquée à l'inhalation ventilée, qu'il s'agisse de la pression ou du débit (volume). C'est ce que l'on appelle communément la ventilation à pression contrôlée (VPC) ou la ventilation à volume contrôlé (VCV). Les images sont exagérées pour décrire plus clairement les principes de base.

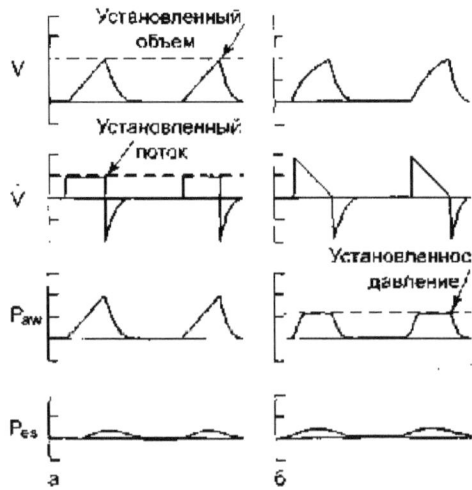

68

Littérature
Matthew, E. Cross. & Emma, V.E. Plunkett. (2014). Profils de ventilation. Physics, Pharmacology, and Physiology for Anaesthetists Key concepts for the FRCA. (deuxième édition). (pp. 103 - 109) New York, USA : Cambridge University Press.
Pinnock CA, Lin FS, Smith T. Principes fondamentaux de l'anesthésie, 2e éd. Greenwich Medical Media Ltd, 2003, Section 4 : Chapitre 2.

Systèmes respiratoires

Il existe de nombreuses façons de classer les systèmes respiratoires : ouverts, semi-ouverts, semi-fermés et fermés. La classification de Mapleson est toujours utilisée et est abordée ici. Mapleson A - Magill et Lack, Mapleson B et C - sont principalement utilisés en réanimation car il y a mélange des gaz expirés et inhalés. Ne conviennent pas pour l'anesthésie

Mapleson D - circuit de Bain, Mapleson E - circuit en T d'Ayre, "Mapleson F" - modification du circuit d'Ayre par Jackson-Rees.

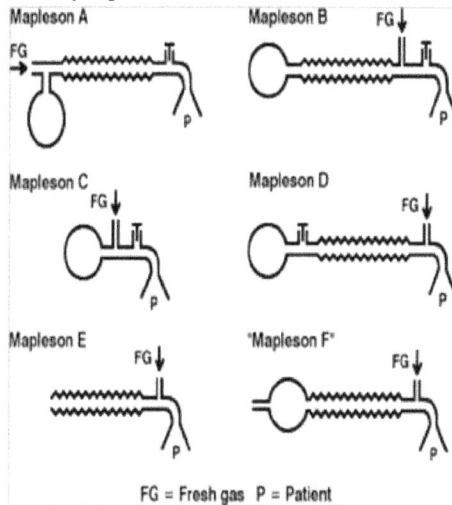

FG = Fresh gas   P = Patient

Système Mapleson A. Inventé par Sir Ivan Whiteside Magill en 1930, il s'agit d'un système de ventilation spontanée utilisant un mélange de gaz provenant d'un appareil d'anesthésie. Il est efficace pendant la ventilation spontanée (VS) et inefficace pendant la ventilation contrôlée (VC). La particularité de ce système est que la valve d'expiration est placée près du patient afin de réduire l'espace mort. La SD comporte trois phases : l'inspiration, l'expiration et la pause expiratoire. Pendant l'inhalation, le mélange gazeux est délivré par le sac, qui s'affaisse partiellement, donnant une preuve visuelle de la respiration. Pendant l'expiration, le sac et le circuit sont d'abord remplis de gaz de l'espace mort (sans CO2) et de gaz frais. Lorsque le sac se remplit, la pression augmente et la valve d'expiration s'ouvre.

Pendant la BC, le patient inhale du gaz frais à partir de l'entrée et du sac réservoir. Pendant l'expiration, le gaz de l'espace mort retourne dans le circuit et remplit les tubes, tandis que le gaz frais remplit le ballon réservoir. Lorsque le ballon se remplit, la pression dans le système augmente et l'air expiré est expulsé par la valve APL. Pendant la pause inspiratoire, le gaz frais pousse le gaz alvéolaire résiduel dans le tube hors de

69

la valve APL. Pendant la pause expiratoire, du gaz frais supplémentaire entre dans le tube, poussant le gaz alvéolaire hors de la valve. Si le débit de gaz est suffisant, il n'y a pas de mélange des gaz inspirés et expirés. S'il n'y a pas de fuites, le débit de gaz nécessaire est égal à la ventilation alvéolaire minute. Tant que le débit de gaz est égal au volume alvéolaire minute du patient (0,7 x volume minute), la réinhalation de CO_2 est minimale.

En pratique, le débit de gaz est égal au volume minute de ventilation pour des raisons de sécurité. Chez un adulte, le MI est d'environ 80 ml/kg/min, de sorte qu'un homme de 75 kg a besoin d'un débit de gaz d'environ 6 litres. Un débit de gaz de 2,5 fois le MI est nécessaire (12-15l/min). Ce système ne doit pas être utilisé pour la ventilation, car il s'agit d'un système efficace pour la respiration spontanée.

Une version coaxiale ou parallèle de ce système est appelée **circuit de Lack** et rend l'extraction des gaz plus pratique. Dans ce circuit, les gaz expirés passent par un tube central à l'intérieur du tuyau principal jusqu'à la valve d'expiration (système coaxial). Le tuyau intérieur est suffisamment large pour ne pas créer de résistance lors de l'expiration, et la valve d'expiration est proche du sac et de la source d'alimentation en gaz. Pour le CB et l'EVI, le flux de gaz est requis comme pour le CB dans le circuit Magil.

Système Mapleson B. Alimentation en gaz et valve du côté du patient, utilisée principalement dans les unités de soins intensifs car elle est inefficace pour l'UH et le CB. Pendant l'expiration, un mélange de gaz alvéolaire et de gaz frais sort par la valve APL et pendant l'inspiration, un mélange de gaz frais et de gaz alvéolaire est inhalé. Afin d'éviter le mélange des gaz dans le circuit, un débit de 2 à 3 fois le volume minute peut seulement être atteint.

Le système de Mapleson C (Water's) est le plus souvent utilisé dans le service postopératoire. La dynamique du flux est similaire à celle de Maplcson B, et c'est donc également un système inefficace pour le CB et l'UW. Cependant, il est compact et léger, ce qui le rend utile pour les situations d'urgence.

Le système Mapleson D et sa modification coaxiale **Bain** sont relativement inefficaces pour CB et HC. Un débit de gaz de deux fois le volume de ventilation minute de 8-10 litres/minute (150 ml/kg/min) Un débit de gaz frais d'au moins deux fois le volume de ventilation minute est nécessaire. 70 ml/kg/min est plus efficace pendant la ventilation.

La modification de Bain est le circuit coaxial le plus couramment utilisé. Il a été mis au point en 1972 par Bain et Spoerel. Le flux gazeux entre par un tube intérieur fin (7 mm) et l'expiration par un tuyau extérieur (22 mm). La poche peut être remplacée par un ventilateur de type Nuffield Penlon 200. Il est nécessaire de vérifier soigneusement avant l'utilisation s'il n'y a pas de fuites ou d'augmentation de l'espace mort. Chez un adulte, un débit de 70-80 ml/kg/min (6-7l/min) est suffisant.

Le Mapleson E est similaire au Mapleson D, mais comme il n'y a pas de soupapes et que la résistance respiratoire est faible, il convient bien aux enfants. Proposé en 1937 par Ayre et connu sous le nom de circuit en T d'Ayre. La version la plus couramment utilisée est la modification Jackson-Rees, qui comporte un ballon ouvert. Le sac se déplace pendant la respiration et peut être ventilé manuellement. Le ballon peut être remplacé par un ventilateur pour enfants. Convient aux enfants pesant jusqu'à 20 kg. Le débit de gaz doit être 2 à 3 fois supérieur au RPM pour le CB avec un débit minimum de 3 l/min, un enfant de 4 ans pesant 20 kg a un RPM de 3 l/min et le débit de gaz doit être de 6 à 9 l/min. Un enfant de 4 ans pesant 20 kg a besoin d'un débit de gaz de 1000 ml + 100 ml/kg, un enfant de 4 ans pesant 20 kg a besoin d'un débit de gaz de 3 l/min.

Le système Mapleson F est une modification du système commun de sac en T de Jackson et Reece. Un ballon bilatéral est fixé à l'extrémité expiratoire du circuit pour permettre la visualisation du ballon des voies respiratoires et pour permettre une ventilation intermittente en pression positive si nécessaire. Le système lui-même présente une faible résistance respiratoire et, malgré son inefficacité, il est largement utilisé en anesthésie pédiatrique. Avantages des circuits en T : peu coûteux et compacts, pas de valves, espace mort minimal, résistance respiratoire minimale, économique pour la ventilation.

Inconvénients : le sac peut se tordre et gêner la respiration, débit de gaz élevé.

Matthew, E. Cross. & Emma, V.E. Plunkett. (2014).Systèmes respiratoires. Physique, pharmacologie et physiologie pour les anesthésistes Concepts clés pour le FRCA deuxième édition. (pp. 100 - 103) New York, USA : Cambridge University Press.

Dispositifs de sécurité de l'appareil d'anesthésie

Il s'agit d'une question fréquente lors de l'examen. N'oubliez pas de commencer par le mur de la salle d'opération et de vous diriger vers les voies respiratoires du patient. L'élément de sécurité le plus important est un anesthésiste et une infirmière vigilants et bien formés. Les dispositifs de sécurité de l'appareil d'anesthésie lui-même comprennent une alimentation électrique et une batterie de secours, ou la possibilité de passer en mode manuel. Les dispositifs de sécurité de l'alimentation en gaz comprennent : des tubes flexibles à code couleur reliés au mur par des valves spéciales non remplaçables et à l'appareil par des pas de vis non remplaçables (système NIST), des bouteilles de rechange remplies d'oxygène et de gaz qui sont fixées à l'arrière de l'appareil et reliées par un raccord à broche.

Mesure et contrôle de la consommation de gaz.

Régulateur de débit : vanne à aiguille qui réduit la pression de 4 à 1 bar. Rotamètre à oxygène : le dernier débitmètre d'O2 ajouté au gaz frais. Capteurs électroniques de débit de gaz à la pointe de la technologie.

Dispositifs d'alimentation du mélange antihypoxique :

-        Mécanique (évent de sécurité)

-        Electronique nouvelle, colorée et spécifique à l'agent

Vaporisateurs : nouveaux appareils électroniques, codés par couleur et spécifiques à chaque agent

Alarmes contre le manque d'oxygène.

Soupape de surpression réglable (APL)

Soda frais au citron vert

Surveillance et alarmes intégrées dans les nouvelles machines

Une sortie de gaz commune qui ne peut être connectée qu'au système respiratoire.

Lara. Wijayasiri. et Kate. McCombe. (2016). par Taylor & Francis Group, LLC). Caractéristiques de sécurité de l'appareil d'anesthésie. Masterpass Le guide d'étude de l'examen oral structuré FRCA primaire 1 (deuxième édition). (pp. 220 - 223).

Pinnock CA, Lin ES, Smith T. Principes fondamentaux de l'anesthésie, 2e éd. Greenwich Medical Media Ltd, 2003, Section 4 : Chapitre 2.

Élimination des gaz d'échappement

Les systèmes d'élimination des gaz d'échappement sont utilisés pour évacuer les gaz d'échappement de l'orifice d'expiration des systèmes respiratoires d'anesthésie vers un endroit éloigné et sûr.

• Ils peuvent être passifs ou actifs et consistent en
• les systèmes de collecte, par exemple une couverture autour de la valve de décharge, divers connecteurs ou entonnoirs ou un auvent au-dessus du patient
• des tubes en plastique avec des raccords de 30 mm pour éviter toute connexion accidentelle au système respiratoire
• système d'admission avec réservoir et soupape de surpression pour éviter les barotraumatismes
• un système d'extraction permettant au personnel d'évacuer en toute sécurité les gaz d'échappement hors du lieu de travail.

Extraction passive des gaz d'échappement

• Ne nécessite pas d'alimentation électrique externe et peut être un simple tuyau large menant au toit du bâtiment.
• Le système le moins efficace car il dépend de la direction du vent.
• La résistance maximale doit être de 0,5 cm H_2O à un débit de 30 l/min.
• Les inconvénients sont les suivants : Augmentation de la résistance au flux d'air et risque d'obstruction complète.
• Un piège à eau est nécessaire
• Cardiff Aldasorber utilisé pour éliminer les anesthésiques volatils, mais n'élimine pas le N_2O
• Élimination passive des polluants par les conduits d'évacuation des climatiseurs

Aspiration active

• Il s'agit généralement d'un système de ventilation qui, pour des raisons de sécurité, génère une faible pression d'aspiration constante.
• Doit être à haut volume et capable d'éliminer 75 l/min, avec un débit de pointe de 130 l/min.
• Le débitmètre à éjecteur utilise également le principe de Venturi pour entraîner le système d'aspiration.

Défis

• En pédiatrie avec des voies respiratoires semi-fermées
• Pendant la période de convalescence avec des voies respiratoires ouvertes ou semi-ouvertes
• En obstétrique, lors de l'utilisation de 50:50 O_2:N_2O

Règlement sur le contrôle des substances dangereuses pour la santé (COSHH)

Les employeurs doivent identifier et contrôler toute substance susceptible d'être dangereuse pour la santé.

La Commission de la santé et de la sécurité a fixé des limites maximales de 100 ppm de N_2O et de 50 ppm d'isoflurane pendant 8 heures.

Effets indésirables possibles

L'exposition chronique aux agents anesthésiques peut entraîner une augmentation de l'incidence ■ des avortements spontanés ■ des anomalies congénitales ■ des leucémies et des lymphomes ■ des naissances prématurées chez les femmes ■ de la stérilité.

Absorbeurs de dioxyde de carbone

Les absorbeurs de dioxyde de carbone sont utilisés dans les systèmes respiratoires pour

l'anesthésie afin de s'assurer que les gaz expirés sont réinspirés Chaux sodée
*   Se compose de 75 % de Ca(OH)2, 20 % de H2O, 3 % de NaOH, 1 % de KOH et <1 % de silicates (liants).

Le dioxyde de carbone réagit d'abord avec le NaOH et le KOH pour former les carbonates correspondants, qui réagissent ensuite avec l'hydroxyde de calcium pour reconstituer les hydroxydes. La réaction est exothermique et peut généralement s'écrire comme suit :

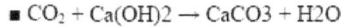

■ $CO_2 + Ca(OH)2 \rightarrow CaCO3 + H2O$

*   Dans des conditions idéales, 1 kg de chaux sodée peut absorber 250 litres de CO_2.
*   Les bidons sont emballés de manière serrée dans des pastilles de 2 kg maximum afin d'éviter la formation de canaux, mais le volume total de l'espace entre les pastilles doit être égal au volume de l'eau du bidon.
*   Les granulés ont un maillage de 4 à 8 (un maillage est le nombre de trous par pouce dans un tamis métallique uniforme).
*   L'épuisement de la chaux sodée est indiqué par les colorants :
*   Changement de couleur du rose au blanc avec la phénolphtaléine (le plus fréquent)
*   Changement de couleur du blanc au violet lors de l'utilisation du violet d'éthyle

Baralyme

*   Composé de 80 % d'hydroxyde de calcium et de 20 % d'octahydrate de baryum.
*   Moins efficace que la chaux sodée, mais sa réaction avec le CO_2 est moins exothermique et elle est plus stable dans une atmosphère sèche.

Risques associés aux puits de CO_2

*   Des réactions potentiellement dangereuses peuvent se produire avec les piégeurs de CO_2 et les agents anesthésiques.
*   Le monoxyde de carbone (CO) peut être produit en faisant passer des agents volatils contenant le groupe (CHF2) (isoflurane ou desflurane) sur de la barytine ou de la chaux sodée chaude et sèche.
*   Le sévoflurane peut réagir avec les piégeurs de CO_2 pour former des produits de dégradation (composés A, B, D, E et G). Il a été démontré que le composé A provoque une néphrotoxicité dose-dépendante chez le rat (ce phénomène n'a pas été reproduit dans les études humaines).
*   Le trichloréthylène et la chaux sodée produisent une neurotoxine qui affecte particulièrement les nerfs trijumeaux et faciaux.
*   La poussière de chaux sodée est caustique et provoque des brûlures des voies respiratoires en cas d'inhalation ; problème avec le bidon d'eau de va-et-vient.

Les granulés trop petits peuvent offrir une trop grande résistance au flux de gaz ; les granulés trop grands n'offrent pas une surface suffisante pour un fonctionnement efficace.

Systèmes d'élimination du CO2

I. To-and-fro - Waters (Vers l'eau)

II. Les systèmes de cercle

B. La chambre de chaux sodée est plus grande (par rapport à un système de "va-et-vient") et peut être installée verticalement. Les vannes unidirectionnelles sont généralement des vannes de transfert montées sur le conteneur d'absorption.

Aspiration

Les unités d'aspiration peuvent être petites et individuelles ou grandes et soutenir une usine entière. Néanmoins, les composants de base sont les mêmes.

■ Le vide

Il est entraîné par une pompe électrique, qui peut être une pompe à piston, une pompe à palettes ou une pompe à membrane.

La pompe doit pouvoir maintenir un vide de 0,67 bar sous 1 atmosphère et un débit d'air libre de 25 l min-1 (déplacement).

■ Peut également être alimenté par des pompes à pied ou des dispositifs à commande manuelle.

■ L'aspiration de l'injecteur est actionnée par le principe de

Principe de Venturi à partir de gaz comprimés

■ La plupart des hôpitaux disposent d'une source de vide à haut débit dans la tuyauterie, avec une vanne non remplaçable dans le théâtre/à l'extrémité interne de la tuyauterie. Cette unité centrale dispose de deux pompes centrales pour permettre la maintenance.

■ Le système doit être équipé d'un indicateur de vide et d'un régulateur afin de pouvoir appliquer un vide et un débit faibles (par exemple lors de la vidange d'une cavité fermée).

■ Récipient de collecte (réservoir)

■ La taille doit être appropriée ; si elle est trop petite, il faut la remplacer constamment et si elle est trop grande, le vide mettra trop de temps à se former.

Les fuites autour du récipient de collecte sont l'une des principales causes de défaillance de l'aspiration.

■ Les filtres permettent d'éviter la contamination. Les vannes à flotteur sont conçues pour protéger l'unité d'aspiration car elles sont conçues pour se fermer en cas de débordement du réservoir de collecte.

■ Tubes de livraison

■ Jetable

Fixé à un cathéter rigide (par ex. Jankauer) ou à des cathéters flexibles (par ex. pour l'aspiration bronchique)

■ Les cathéters à bout rond doivent être utilisés pour aspirer les zones susceptibles d'être endommagées (par exemple, après une intervention chirurgicale au niveau du pharynx).

■ L'aspiration trachéobronchique doit être effectuée à l'aide d'un cathéter deux fois plus gros que le tube endobronchique (par exemple, un tube endobronchique de taille 4 peut recevoir un cathéter d'aspiration de taille 8). Une pré-oxygénation avant et une manœuvre de recrutement après l'aspiration doivent être effectuées pour prévenir l'hypoxémie.

■ Des cathéters d'aspiration fermés, qui peuvent être utilisés sans déconnecter l'ETT, sont disponibles pour une utilisation en unité de soins intensifs.

Évaporateurs

Qu'est-ce que la pression de vapeur saturée (SVP) ?

La SVP est la pression partielle exercée par la vapeur d'un liquide lorsque le liquide et la vapeur de ce liquide sont en équilibre. Pour tout gaz, il existe une température maximale (critique) T à laquelle il peut être transformé en liquide sous l'effet de la pression. Au-delà de cette température, il est impossible de le faire, quelle que soit la pression appliquée. Par conséquent, au-dessus de cette température, il s'agit de vapeur. La T critique varie selon les substances. Par exemple, pour le protoxyde d'azote, elle est de 36,5 °C. Par conséquent, à la température ambiante, il est sous forme de vapeur et, sous pression dans la bouteille, il existe sous forme de liquide et de vapeur. Si l'anesthésie est pratiquée à une température supérieure à la température critique, le protoxyde d'azote se comporte uniquement comme un gaz. L'oxygène est un gaz dans n'importe quel climat à moins qu'il ne soit refroidi à -118 C (sa T critique). L'oxygène liquide est donc stocké en dessous de cette température. **Points d'ébullition** - Halothane - 50,2 C - Enflurane - 56,5 C - Isoflurane - 48,5 C - Desflurane - 22,8 C - Sevoflurane - 58,6 C

Qu'est-ce qu'un vaporisateur ?

Le vaporisateur est le dispositif qui produit la concentration d'anesthésique par inhalation requise pour le patient. L'évaporateur peut être placé à l'extérieur ou à l'intérieur du circuit. Les évaporateurs classiques à plenum, qui présentent une résistance interne élevée, ne peuvent pas être placés à l'intérieur du circuit. Il faut donc utiliser des évaporateurs à faible résistance interne du type Goldman. Cette solution est toutefois dangereuse en raison de la concentration finale imprévisible de l'anesthésique. Uniquement pour contrôler la concentration de l'anesthésique dans le circuit.

Pourquoi pensez-vous que nous avons besoin de vaporisateurs ?

En effet, la pression de vapeur saturée des anesthésiques inhalés est beaucoup plus élevée que celle nécessaire pour obtenir une anesthésie à température ambiante. C'est pourquoi les vaporisateurs sont des dispositifs permettant de délivrer une concentration sûre d'anesthésique volatil dans le circuit respiratoire. L'anesthésique est versé dans le vaporisateur sous forme liquide et libéré sous forme de vapeur à une concentration fixée par l'anesthésiste. Tous les vaporisateurs ont des caractéristiques communes :

Chambre d'évaporation, canal de dérivation

Les modèles modernes sont conçus pour un médicament spécifique

Pouvez-vous classer les vaporisateurs ?

Les évaporateurs sont principalement divisés en deux types : 1-Les évaporateurs à précipitation 2-Les évaporateurs réglables. Les deux principaux types d'évaporateurs sont : les évaporateurs simples qui permettent d'alimenter la préparation à une concentration à peu près connue (éther) et les évaporateurs à compensation de température avec des robinets de dosage, des bains d'eau thermale ou des dispositifs automatiques qui compensent l'influence des changements de température des gaz liquides et des températures externes avec une graduation des pourcentages de volume (fluorotane et similaires). La combinaison de tous ces éléments peut être divisée en deux catégories principales : 1. Calibrés et non calibrés

Parlez-moi des vaporisateurs à débit variable.

Le flux de gaz frais est divisé en deux flux, l'un entrant dans la chambre d'évaporation et l'autre contournant la chambre d'évaporation. Ces deux flux sont ensuite reconnectés pour fournir la concentration de vapeur requise pour le patient. La concentration de vapeur est contrôlée par la vanne de séparation de flux, qui détermine la proportion de gaz entrant dans la chambre d'évaporation.

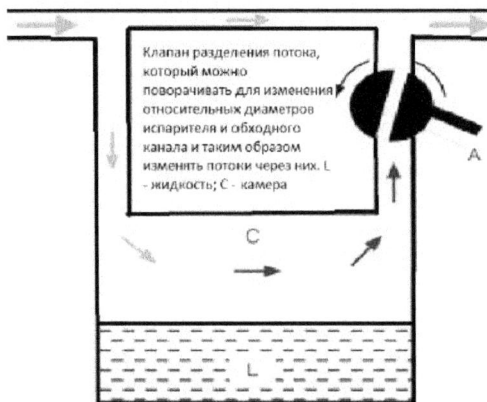

Évaporateurs à débit mesuré Évaporateur à tirage au sort

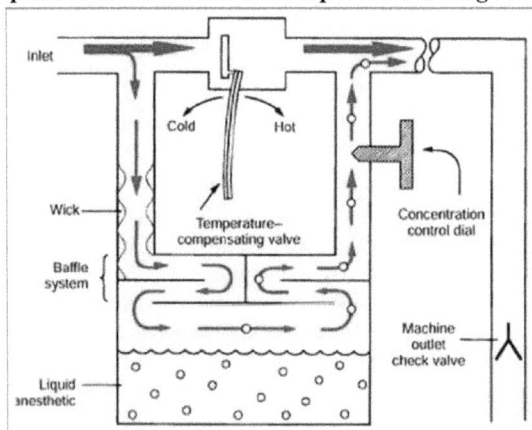

Lors de l'étalonnage, le fabricant part du principe que le gaz circulant dans l'évaporateur est complètement saturé de vapeur anesthésique à une concentration connue. La concentration souhaitée peut alors être obtenue en modifiant le "rapport de séparation" en mélangeant du gaz pur avec le gaz anesthésique. Il est donc très important que la chambre d'évaporation produise des vapeurs anesthésiques saturées. Les dispositifs suivants permettent d'atteindre cet objectif :

1.   WICK - pour augmenter la surface de contact du liquide avec le flux de gaz où l'évaporation a lieu pour une meilleure saturation du gaz. Sans ces éléments, la concentration de vapeur n'atteindra pas le DSP, car trop peu de vapeur s'échappera de la surface par unité de temps pour être captée par le flux de gaz. La concentration de sortie diminuera. Évaporateur Goldman

2.   Les chicanes sont des plaques ou des conduits qui assurent un meilleur mélange du gaz et de la vapeur afin d'augmenter la saturation de la vapeur avant qu'elle n'entre dans le circuit.

3.   Dispositifs de compensation de la température - Pour réduire l'effet de

76

refroidissement de l'évaporation (chaleur latente), les évaporateurs sont constitués de métaux hautement conducteurs qui peuvent donner de l'énergie thermique à l'anesthésique liquide. Une grande masse de ce type de matériau est appelée "bain de chaleur". Bain d'eau dans les évaporateurs EMO, base en cuivre lourd dans les évaporateurs de la série Tec.

Quelle est la différence entre un évaporateur à débit contrôlé (avec tirage) et un évaporateur à débit mesuré ?

Évaporateurs à débit mesuré (Plenum, terme latin signifiant "plein" opposé au vide. Conçus pour un débit de gaz à pression constante avec une résistance interne élevée. Les évaporateurs modernes sont spécifiques aux anesthésiques et "stabilisés en débit", c'est-à-dire qu'ils fonctionnent dans la plage de débit du gaz) produisent un flux de vapeur séparé qui est ajouté indépendamment au flux de gaz frais du patient pour obtenir la concentration requise d'agent volatil. L'évaporateur de desflurane TEC6 est un exemple d'évaporateur à débit mesuré.

Les évaporateurs à tirage (sous vide), comme leur nom l'indique, nécessitent une pression subatmosphérique dans la partie distale de l'évaporateur afin de "tirer" un flux de gaz frais à travers celui-ci. Il s'agit généralement de l'effort respiratoire du patient, ce qui nécessite une faible résistance interne. Ce type de vaporisateur est particulièrement utile lorsque les sources de gaz sous pression ne sont pas disponibles (conditions militaires). Ils ne sont pas aussi précis que les évaporateurs à plénum en raison de leur débit variable, mais ils peuvent être utilisés dans un circuit respiratoire. L'évaporateur d'éther EMO en est un exemple.

Quels sont les problèmes posés par les évaporateurs à dérivation réglable ?

Ils sont extrêmement dépendants du débit. Lorsque le débit est élevé, la concentration du gaz anesthésique devient beaucoup plus faible que souhaitée. Un remplissage excessif de l'évaporateur peut entraîner des concentrations plus élevées d'anesthésiques inhalés. En effet, une partie de ces gaz s'échappe par la chambre de dérivation. Au cours de la ventilation forcée, une partie du gaz retournera dans l'évaporateur et ce gaz transportera l'agent d'inhalation. L'agent d'inhalation transporté sera ensuite ajouté au la concentration initiale créée dans l'évaporateur. Par conséquent, la concentration nette délivrée au patient sera plus élevée que souhaitée. C'est ce que l'on appelle l'**effet tampon (Buffering** Bumping **Effect)**. Il n'y a pas de compensation de température en raison de l'effet de chaleur latente de l'évaporation.

Quelle est la chaleur latente de la vapeur ?

C'est l'énergie nécessaire pour convertir un kilogramme de substance de
de l'état liquide à l'état gazeux. L'unité SI est le joule.kg-1

Quelles sont les modifications à apporter au fonctionnement des évaporateurs à haute altitude ?

Aucune. La pression partielle reste constante à haute altitude car la pression de vapeur saturée du SVP ne varie pas avec l'altitude.

R. A. Leslie, E. K. Johnson, et A. P. L. Goodwin (2011). Vaporisateurs. Dr Podcast Scripts for the Primary FRCA (pp. 304 - 309). University Press, Royaume-Uni : Cambridge.

Oxymètre de pouls et capnographie

Qu'est-ce que la loi de Beer ?

La loi de Boeger-Lambert-Beer (également appelée loi de Boeger) est une loi physique qui détermine l'atténuation d'un faisceau de lumière monochromatique parallèle lorsqu'il se propage dans un milieu absorbant. L'absorption (A) de la lumière traversant un milieu est proportionnelle à la concentration (c) du milieu et à son coefficient d'absorption molaire (e).

Et la loi de Lambert ?

La loi de Booger-Lambert-Behr relie la diminution de l'intensité de la couleur traversant une couche de lumière d'une substance absorbante à la concentration de la substance et à l'épaisseur de la couche. L'absorption de la lumière traversant un milieu est proportionnelle à la longueur du trajet

Comment fonctionne un oxymètre de pouls ?

Un oxymètre de pouls est un appareil non invasif utilisé pour surveiller le pourcentage de saturation en oxygène de l'hémoglobine (Hb) (SpO2) en utilisant la loi de Beer-Lambert. La lumière infrarouge est absorbée à des degrés différents par l'Hb oxy- et désoxyformée. Deux longueurs d'onde différentes, l'une à 660 nm (rouge) et l'autre à 940 nm (infrarouge), traversent le doigt et atteignent le capteur par intermittence. Les vaisseaux du doigt se dilatent et se contractent en pulsant, ce qui modifie la quantité de lumière absorbée par chaque longueur d'onde, conformément à la loi de Ber-Lambert. Ainsi, les vaisseaux pulsants provoquent deux formes d'onde générées par le transducteur. En cas d'excès de désoxy-Hb, l'absorption de la lumière rouge sera supérieure à celle de la lumière infrarouge et l'amplitude de la forme d'onde "rouge" sera plus faible. Inversement, en cas d'excès d'oxy-Hb, l'amplitude de la forme d'onde "infrarouge" sera plus faible.

de l'onde "infrarouge" sera plus faible. C'est le rapport de ces amplitudes qui permet au microprocesseur de donner une estimation de la SpO2 en comparant les valeurs avec celles des tables stockées dans sa mémoire. Pour calculer la

Pour déterminer la quantité d'oxy-Hb ou de désoxy-Hb présente en fonction de la quantité de lumière absorbée, il est nécessaire de connaître les spectres d'absorption de ces composés. Chez les volontaires humains utilisés pour construire les tables de saturation empiriques, la saturation en oxygène n'est pas descendue en dessous d'environ 85 %, de sorte que les relevés inférieurs à cette valeur ne sont pas valables.

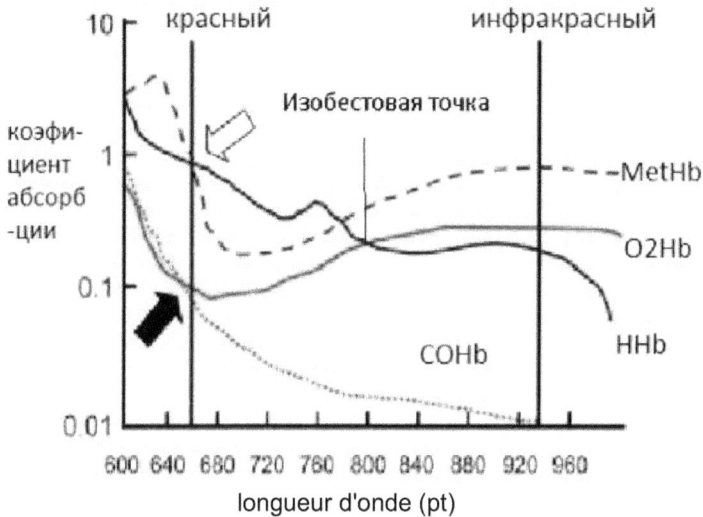

longueur d'onde (pt)

Forme d'onde de l'oxymètre de pouls

L'O2Hb diminue fortement autour de 600 nm jusqu'à un creux autour de 660 nm. Elle monte ensuite en une courbe régulière jusqu'au point d'isosopie, où elle s'aplatit. Cette courbe doit être celle de l'oxy-Hb, car l'absorption de la lumière rouge est si faible que la majeure partie de celle-ci peut passer au patient. Par conséquent, le sang oxygéné apparaît rouge.

La désoxy-Hb commence presque près de la ligne oxy-Hb et descend sous la forme d'une courbe relativement lisse ne passant que par le point isosbestos. Par rapport à l'oxy-Hb, il absorbe une grande quantité de lumière rouge et apparaît donc "bleu" à l'observateur.

Causes et mécanismes du manque de fiabilité des relevés de SpO2.

(Oxymétrie de pouls : comprendre ses principes de base facilite l'appréciation de ses limites)

Restrictions

L'oxymètre calcule la moyenne de la lecture toutes les 10 à 20 secondes. Il **ne peut** donc **pas détecter une désaturation aiguë ! Le** temps de réponse du capteur au doigt est d'environ 60 secondes et celui du capteur auriculaire d'environ 10 à 15 secondes. L'emplacement du capteur doit être vérifié régulièrement pour éviter les escarres.

1. *Causes des chutes intermittentes ou de la non-lecture de lu* SpO2 Certains facteurs peuvent entraîner des erreurs dans le fonctionnement correct de l'oxymètre de pouls :

• Lumière - une lumière vive (lumière de la salle d'opération ou lumière du soleil) dirigée directement sur le capteur peut affecter les relevés. Protégez le capteur de la lumière directe et le signal peut être interrompu par la diathermie chirurgicale.

• Frissons - les mouvements peuvent rendre difficile la détection du signal par le capteur.

• Remplissage du pouls - l'oxymètre ne détecte que le flux sanguin pulsatile. Si la pression artérielle est faible en raison d'un choc hypovolémique, d'un débit cardiaque réduit ou d'une arythmie, le pouls peut être très faible et l'oxymètre peut ne pas "voir" le signal.

• La vasoconstriction réduit le flux sanguin périphérique. Un oxymètre peut ne pas détecter le signal si les extrémités du patient sont froides et s'il y a une vasoconstriction périphérique.

Rappelez-vous : pendant l'anesthésie, l'hypovolémie est la cause la plus fréquente d'un signal faible de l'oxymètre de pouls. L'hypothermie ne doit pas non plus être oubliée.

N'affecte pas la mesure de l'oxymètre de pouls.

Hémoglobine fœtale (HbF), SulphHb, bilirubine (pics d'absorption 460, 560 et 600 nm), peau foncée.

2.   *Fausse lecture basse*

Méthémoglobine (MetHb). La présence de MetHb empêche une performance précise de l'oxymètre et les relevés tendront vers 85 %, indépendamment de la saturation réelle.

Bleu de méthylène. Lorsque le bleu de méthylène est utilisé en chirurgie (par exemple pour la parathyroïdectomie ou pour le traitement de la méthémoglobinémie), on observe une diminution à court terme du score de saturation. À une concentration de 2 à 5 mg/kg, la valeur peut chuter de 65 % en l'espace de 10 à 60 minutes.

Vert d'indocyanine. L'utilisation de ce colorant (par exemple dans les études de débit cardiaque) peut entraîner une diminution transitoire de la saturation enregistrée.

La réduction du flux sanguin pulsatile périphérique causée par la vasoconstriction périphérique entraîne un signal inadéquat pour l'analyse.

La stase veineuse, qui peut être causée par une régurgitation tricuspidienne, une pression élevée des voies respiratoires et la manœuvre de Valsalva, peut provoquer une pulsation veineuse, ce qui peut entraîner des valeurs basses.

La stase veineuse dans le membre peut affecter la lecture.

Le vernis à ongles peut fausser les résultats.

Mouvements excessifs

Formes héréditaires d'hémoglobine anormale

Anémie sévère (avec hypoxémie associée)

Crises vaso-occlusives dans la drépanocytose (surestimation de la FO2Hb et sous-estimation de la SaO_2).

3. *Valeurs faussement élevées.* Causes d'une SpO_2 faussement normale ou élevée

-        L'empoisonnement au monoxyde de carbone peut entraîner des valeurs de saturation faussement élevées. Le monoxyde de carbone se lie très bien à l'hémoglobine, déplaçant l'oxygène pour former un composé rouge vif appelé carboxyhémoglobine et est enregistré comme étant composé à 90 % d'hémoglobine oxygénée et à 10 % d'hémoglobine désaturée - l'oxymètre surestimera donc la saturation.

-             Septicémie et choc septique

Le cyanure interfère avec l'utilisation de l'oxygène dans la respiration, de sorte que son extraction du sang diminue ; par conséquent, en cas d'empoisonnement au cyanure, bien que la valeur ne soit pas inexacte, elle doit être interprétée comme étant erronément élevée.

5. Raisons d'une FO2Hb faussement basse mesurée *par co-oxymètre* (et non par oxymètre de pouls !)

- Hyperbilirubinémie sévère

- Hb fœtale (HbF)

Hyperbilirubinémie sévère (~>30 mg/dL) due à une augmentation du métabolisme de l'hème (hémolyse) ou à une diminution du métabolisme de la bilirubine (maladie du foie). Le métabolisme de chaque molécule d'hème produit une molécule de bilirubine et une molécule de CO. La bilirubine elle-même a un effet minime sur la mesure de la SpO2 par les oxymètres de pouls standard, car ce pigment n'absorbe que peu ou pas du tout la lumière rouge et infrarouge proche. Étant donné que la SpO2 mesurée avec les oxymètres de pouls standard à deux ondes n'est pas réduite en présence de CO Hb, on peut supposer que la SpO2 peut surestimer la FO2Hb en présence d'une hémolyse importante (drépanocytose). Cependant, des taux de bilirubine très élevés peuvent entraîner une sous-estimation des mesures de FO2Hb avec un co-oxymètre en raison d'une élévation artificielle des taux de MetHb et de COHb ; ainsi, les mesures de la saturation en oxygène (SpO2) avec l'oxymétrie de pouls peuvent être plus précises que la FO2Hb en présence d'une hyperbilirubinémie sévère. Le degré de sous-estimation de la FO2Hb par la co-oxymétrie dépend du co-oxymètre, car les différents co-oxymètres utilisent des ensembles de longueurs d'onde différents. En revanche, la SaO2 ne devrait pas être influencée par l'hyperbilirubinémie, car seules l'O2Hb et l'HHb sont déterminantes pour la SaO2.

Que savez-vous du capnographe ?

La capnographie fait désormais partie intégrante de la surveillance anesthésique. Le moniteur peut fournir des relevés numériques (capnométrie) et des formes d'ondes (capnographie). Il fonctionne de la manière suivante :

> Les molécules de gaz bi-atomiques (c'est-à-dire contenant deux atomes différents ou plus) absorbent le rayonnement infrarouge.

> Chaque gaz à deux atomes absorbe le rayonnement d'une longueur d'onde spécifique.

> En mesurant la fraction du rayonnement infrarouge absorbée par le mélange gazeux, la pression partielle d'un gaz à deux atomes peut être déterminée.

> Le faisceau infrarouge passe à travers un filtre pour obtenir la fréquence désirée de la lumière absorbée par le gaz en question.

> Le faisceau infrarouge se divise et traverse les chambres à gaz de référence et d'échantillonnage.

> Les fenêtres des chambres d'échantillonnage et de référence sont en cristal (bromure d'argent) car le verre absorbe les radiations infrarouges.

> Le CO2 absorbe le rayonnement infrarouge et les rayons qui en résultent sont comparés à l'aide de cellules photoélectriques (détecteur).

> La longueur d'onde de 4,28 mm est utilisée pour réduire les interférences dues au N2O

> L'analyseur est étalonné à l'aide d'air (suppose que le CO2 est nul) et d'une concentration de CO2 connue (bouteille de gaz) ou électroniquement (tension d'entrée par paliers).

> L'analyse est influencée par la pression barométrique et la pression d'échappement dans le système - les changements de pression atmosphérique affectent directement la lecture de la capnographie, car la concentration de CO2 est mesurée en tant que pression partielle.

> Un piège à vapeur d'eau est nécessaire (l'eau absorbe fortement les

infrarouges).

> Un tube hygroscopique est nécessaire.

Le capnogramme correspondant à une période respiratoire se compose de quatre phases (phase de montée, plateau alvéolaire, phase d'inspiration, ventilation de l'espace mort).

La phase 1 (ventilation de l'espace mort, A-B) représente le début de l'expiration, au cours de laquelle l'espace mort des voies aériennes supérieures est dégagé. La phase 2 (phase ascendante, B-C) représente l'augmentation rapide de la concentration de CO_2 dans le flux respiratoire, lorsque le CO_2 des alvéoles atteint les voies aériennes supérieures. La phase 3 (plateau alvéolaire, C-D) représente un plateau doux, la concentration de CO_2 atteint un niveau uniforme dans le flux respiratoire et se termine par un pic de concentration maximale de CO_2 (EtCO2). C'est la valeur qui apparaît sur l'écran du moniteur.

La phase 4 (D-E) représente la période d'inhalation au cours de laquelle la concentration de CO_2 tombe à zéro lorsque l'air atmosphérique pénètre dans les voies respiratoires.

Signification clinique dans le bronchospasme. Les structures pulmonaires ayant des constantes de temps de vidange importantes (= Conformité x Résistance), l'espace mort dilue encore le gaz alvéolaire lors de la respiration suivante, d'où l'absence de plateau.

Types de flux

Flux latéral

• La ligne d'échantillonnage passe à un débit de 150 ml/min depuis le connecteur des voies respiratoires du patient, à travers le piège à eau et dans l'analyseur, après quoi le gaz est renvoyé dans le circuit ou en est retiré.

• Le temps de transit est le temps nécessaire pour amener l'échantillon dans l'analyseur.

• Le temps de montée est le temps nécessaire à l'analyseur pour enregistrer une variation de 10 à 90 % après l'entrée de l'échantillon dans la chambre de mesure. Le temps de réponse ou temps de retard est la somme du temps de transit et du temps de montée. Le temps de réponse est inférieur à une seconde pour la capnographie à flux latéral.

• Peut provoquer des erreurs de diffusion et l'occlusion est possible

• Les pièces coûteuses sont protégées dans un conteneur robuste

Grand public

• Mesure la concentration de CO_2 dans le tube respiratoire, évite les turbulences et n'extrait pas le gaz.

• Utile pour les opérations présentant un risque élevé d'embolie gazeuse (par exemple, chirurgie de la fosse crânienne postérieure en position assise).

• Le temps de latence est plus court, mais il est plus encombrant, donc difficile à maintenir lors de l'utilisation d'un masque, et plus vulnérable aux dommages.

La capnographie est utile pour déterminer

• PCO2 artérielle calculée

• la déconnexion du circuit d'anesthésie

• réinspiration - avec augmentation de la ligne de base

• hyperthermie maligne - augmentation progressive de l'ETCO2

• intubation œsophagienne - ETCO2 réduite ou absente

embolie pulmonaire ou aérienne ou réduction du débit cardiaque - réduction de l'ETCO2

Facteurs affectant les relevés de capnographie

Augmentation de l'EtCO2

Réduction de la ventilation alvéolaire
- Réduction de la fréquence respiratoire,
- Réduction du volume respiratoire
- Augmentation des espaces morts (hochements de tête supplémentaires, etc.)

Augmentation de la production de CO_2
- Augmentation de l'activité musculaire (tremblements)
- Hyperthermie maligne
- Augmentation du débit cardiaque (pendant la réanimation)
- Perfusion de bicarbonate
- Démontage du harnais
- Traitement médicamenteux efficace du bronchospasme

Augmentation de l'inhalation de CO_2
Épuisement de l'absorbeur
Source externe de CO_2

Diminution de l'EtCO2

Réduction de la production de CO_2
- Réduction de l'activité musculaire (relaxants musculaires)
- Hypothermie
- Hypocatabolisme

Réduction de l'espace mort alvéolaire
- Réduction du débit cardiaque
- Embolie pulmonaire
- Bronchospasme
- PEP élevée sur le ventilateur

Augmentation de la ventilation alvéolaire
- Augmentation de la ventilation minute
- Augmentation de la fréquence respiratoire
- Augmentation du volume respiratoire

Besoin de savoir à quoi ressemble un capnogramme pour le bronchospasme, l'intubation, etc.

dans l'œsophage, slr, efficacité de la réanimation cardio-pulmonaire ...

insuffisance cardiaque,
dépressurisation du circuit

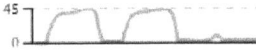

intubation dans l'œsophage,
obstruction partielle

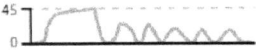

slr

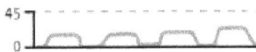

Reprise des activités spontanées
Circulation

Возобновление
спонтанного
кровообращения

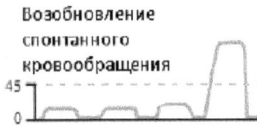

bronchospasme, BPCO

бронхоспазм, ХОЗЛ

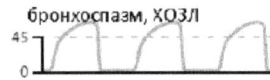

hypoventilation

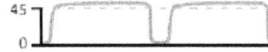

hyperventilation

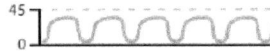

apnée en cas de sédation
апное при седации

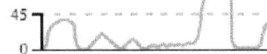

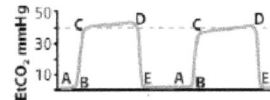

La valeur avant l'inhalation (D) est
le niveau normal final de CO2.

Tâche clinique. Une femme de 28 ans subit une arthroscopie du genou sous anesthésie générale. Anesthésie : fentanyl 1 µg/kg et 2 mg/kg de propofol, masque laryngé, anesthésie maintenue avec un mélange air-oxygène et 2,5 % de sévoflurane. Le patient respire spontanément à travers un circuit de Bain. Le débit de gaz frais est de 9 litres par minute. En l'espace de 30 minutes, la teneur en CO2 de l'air final passe de 4,5 kPa à 8,4 kPa. Quelle est la cause la plus probable de l'hypercapnie ? *Réponse :* L'hypoventilation due à l'effet dépresseur respiratoire des opioïdes et du sévoflurane est la cause la plus fréquente et la plus probable d'une augmentation progressive du CO2 en fin d'air (EtCO2) pendant l'anesthésie chez un patient respirant spontanément. Si l'EtCO2 continue à augmenter progressivement, d'autres signes cliniques d'hyperthermie maligne doivent être recherchés. L'épuisement de l'adsorbeur et un débit de gaz frais inadéquat dans le circuit de Bain sont les causes de l'élévation de la ligne de base du capnographe. Le retrait du garrot entraîne une augmentation spectaculaire de l'EtCO2.

La capnographie fournit une image physiologique plus large pour maximiser les soins aux patients Par Larissa S. Dudley, MD, Joseph E. DiCorpo, BSC, MMSc, PA.

Oxymétrie de pouls et capnographie. Physique, pharmacologie et physiologie pour les anesthésistes Concepts clés pour le FRCA deuxième édition .

Normes minimales (de base) de surveillance

(https://anaesthetists.org/Home/Resources-publications/Guidelines)

- La présence d'un anesthésiste est d'une importance capitale.
- Les normes de surveillance doivent être respectées tout au long des soins anesthésiques, y compris le transfert anesthésique, la sédation et les techniques régionales.
- L'équipement de surveillance doit être testé avant d'être utilisé et les alarmes doivent être réglées sur les limites et les sons appropriés.
- Les mesures doivent être enregistrées, idéalement à l'aide d'un système électronique automatisé, au moins toutes les 5 minutes.
- Paramètres obligatoires pour le monitorage (l'anesthésiste peut décider d'ajouter d'autres paramètres en fonction du patient ou de la complexité de l'opération)
- Concentration d'oxygène dans les voies respiratoires
- Capnographie, concentration de substances volatiles
- Oxymétrie de pouls et ECG
- Pression artérielle non invasive.
- Pression et brassard des voies respiratoires
- Température (si >30 minutes)
- Stimulateur d'impulsions nerveuses (idéalement quantitatif)
- Les patients sous TIVA doivent disposer d'un moniteur de profondeur d'anesthésie.

Limites minimales de surveillance

- La surveillance ne peut pas prévenir tous les événements indésirables, mais on estime qu'elle peut en minimiser l'impact grâce à l'alerte précoce et à l'identification des conséquences de l'erreur humaine.
- Les appareils de monitorage ne donneront des résultats corrects que s'ils sont correctement entretenus et utilisés. Cela implique un étalonnage et une maintenance réguliers, ainsi que la connaissance par l'équipe d'anesthésie de la manière de les utiliser correctement (par exemple, l'utilisation d'un brassard de taille incorrecte pour la PNI).
- Certains moniteurs ont de bonnes raisons d'être utilisés, mais ne donnent toujours pas de chiffres fiables (par exemple, les moniteurs de débit cardiaque).
- Les dispositifs de surveillance ne font que compléter les observations cliniques. L'anesthésiste doit porter une attention constante aux signes cliniques tels que la couleur des muqueuses, la fréquence et la force du pouls, le souffle cardiaque et la respiration, la taille et la réactivité des pupilles, les signes de transpiration.
- Dans certaines situations, il n'est pas possible d'inclure le suivi avant l'induction, par exemple chez certains enfants.
- S'il n'est pas possible de se trouver à proximité du patient (par exemple dans les salles de radiothérapie ou d'IRM), les mesures doivent être visibles sur des moniteurs ou transmises aux salles de contrôle à l'aide de caméras.

Principes des capteurs de mesure de pression

Les transducteurs de pression convertissent la pression physiologique en un signal électrique. Ils relient un tube rempli de liquide dans le patient à un capteur à distance (PI) ou possèdent un petit capteur à l'intérieur du patient (PIC).

Ce dernier est plus précis, mais il est plus cher et ne peut pas être étalonné localement.

Le capteur de pression le plus courant est un capteur à jauge de contrainte, dont les quatre éléments sont généralement disposés par paires dans le cadre d'un cUitstone. Les circuits intégrés contiennent des circuits d'amplification, de compensation de la température et d'étalonnage. L'étalonnage nécessite un équilibrage du zéro avant l'utilisation et à intervalles réguliers pour éliminer la dérive.

Mesure invasive de la pression artérielle
- Nécessite la canulation de l'artère reliée au transducteur à travers la colonne de liquide
- Le liquide est appliqué à une pression de 200-300 mmHg et une valve permet de rincer la canule à un taux de 2-4 ml/h-1, empêchant la formation de caillots à l'extrémité du cathéter.
- Le capteur convertit la pression en un signal électrique qui est amplifié et affiché sous la forme d'une onde et de valeurs numériques.
- Étalonnage et mise à zéro nécessaires
- Permet un suivi continu d'un impact à l'autre
- Une canule est également utilisée pour prélever du sang, mais elle peut provoquer des lésions tissulaires locales, et la rupture de la connexion peut entraîner une perte de sang massive.
- Les mesures périphériques (par exemple, radiales) ont une pression systolique plus élevée et une pression diastolique plus faible (et une pression pulsée plus élevée) par rapport aux mesures centrales (par exemple, aorte). La pression artérielle moyenne (PAM) reste constante.
- Les autres informations tirées de la forme d'onde sont les suivantes
- la résistance à l'écoulement et la souplesse par la pente diastolique
- le travail myocardique et la consommation d'oxygène à partir de l'aire sous la courbe de pression du système et du tcmps
- Perfusion myocardique à partir de l'aire sous la courbe de pression diastolique et du temps
- le volume systolique et le débit cardiaque à partir de l'aire sous la courbe
- contractibilité du gradient de flux ascendant

Mesure de la pression avec la PNI

Méthodes manuelles du brassard d'occlusion
- Auscultation pour détecter les bruits de Korotkoff lorsque la pression dans le brassard est réduite.
- Sons que l'on pense être le résultat d'un flux sanguin artériel turbulent. - Phases

I bruit de martèlement à la pression systolique
II étouffement ou disparition des bruits (fente auscultatoire) III réapparition ou augmentation de l'intensité des bruits IV étouffement soudain des bruits - pression diastolique^ disparition des bruits - pression diastolique en US
- Équipement simple et sans alimentation électrique

La largeur du brassard doit être égale à 40 % de la circonférence moyenne du membre et la longueur du brassard doit être égale au double de la largeur.
- Dépend de la technique de l'opérateur
- Les sources d'erreur sont les suivantes
- Surestimation de la manchette étroite et sous-estimation de la manchette large
- Longueur de brassard incorrecte, entraînant un mauvais positionnement de la vessie

et de l'artère
- défaut de mise à zéro et d'étalonnage du manomètre anéroïde
- difficulté d'auscultation chez les patients atteints d'athérosclérose ou d'hypotension
- arythmies (par exemple, fibrillation auriculaire).

Méthodes de pose automatique d'un brassard d'occlusion oscillométrique
- Développement d'un oscillotonomètre
- Un brassard est gonflé et enregistre les variations transitoires de pression, qui sont analysées et la pression systolique est déterminée.
- La pression moyenne et la pression diastolique sont mesurées et affichées.
- Permet l'utilisation d'alarmes et la transmission de données
- Moins précise que la méthode invasive : surestimation de la pression basse, sous-estimation de la pression haute et des mesures répétées peuvent endommager les tissus.

Pression artérielle continue non invasive
- Méthode de décharge vasculaire (également Penaz)

Le volume digital est mesuré à l'aide d'un photomètre et maintenu constant pendant le cycle cardiaque à l'aide d'un brassard. La pression nécessaire pour maintenir un volume constant est proportionnelle à la pression artérielle.
- Utilisé dans Finapres et LiDCOrapid

Principes de la mesure de la pression artérielle pulmonaire
Un cathéter d'artère pulmonaire est un cathéter à ballonnet utilisé pour mesurer la pression de compression capillaire pulmonaire et le débit cardiaque dans le cadre d'une surveillance périopératoire ou de soins intensifs.

Composants
- Lumière distale à l'extrémité
- Ouverture de la lumière proximale à 30 cm de l'extrémité
- Le ballon est gonflé avec 1-1,5 ml d'air à l'extrémité pendant l'insertion et la mesure de la pression de coincement capillaire pulmonaire.

Le reste du temps, laissez la bouteille dégonflée.
- Le contrôle continu de la pression est indiqué sur l'écran pour faciliter l'insertion et ensuite pour éviter les blocages accidentels.
- Une thermistance placée à quelques centimètres de la pièce à main permet de contrôler le débit cardiaque.
- Des faisceaux de fibres optiques sont utilisés pour l'oxymétrie veineuse mixte continue.
- Contenus dans une gaine en plastique pour préserver la stérilité en vue de manipulations ultérieures

Utilisation pratique
- Administré à l'aide d'un introducteur 8G, généralement par la veine jugulaire interne.
- Le ballon est gonflé lorsque le cathéter se trouve dans l'oreillette droite.
- Le tracé de la pression est suivi au fur et à mesure de l'avancement du cathéter
- Flottation jusqu'à ce que la pression caractéristique dans le coin capillaire pulmonaire apparaisse
- Le cylindre est ensuite dégonflé.

Mesures
- Saturation en oxygène et en gaz du sang veineux mêlé, de l'oreillette droite et du

ventricule droit, saturation continue en oxygène du sang veineux mêlé, fraction d'éjection du ventricule droit et débit cardiaque
• Détermine la résistance vasculaire systémique et pulmonaire, le volume systolique et l'index cardiaque.

Pression d'occlusion capillaire pulmonaire (PCWP)

• Également connue sous le nom de pression d'occlusion de l'artère pulmonaire
• La pression de remplissage de l'oreillette gauche et donc la pression ventriculaire gauche en fin de diastole (LVEDP) et, selon la loi de Starling, le volume ventriculaire gauche en fin de diastole.
• Indicateur de la probabilité de développer un œdème pulmonaire
• Typiquement 6-12 mmHg ; les tendances plutôt que les valeurs absolues sont utilisées pour guider le traitement.
• Pour garantir la précision, la pièce à main doit se trouver dans la zone 3 du poumon Vesta (voir les zones Vesta).
• Le placement dans les parties dépendantes du poumon peut entraîner des imprécisions dues à l'addition de la pression hydrostatique.

Imprécisions

• Des inexactitudes peuvent survenir lorsque la PCWP dépasse la LVEDP, par exemple :
■ insuffisance ventriculaire gauche
■ un ventricule gauche inadapté - par exemple en cas d'ischémie myocardique, d'hypertrophie ventriculaire ou de tamponnade péricardique
■ augmentation de la pression intrathoracique - par exemple, pression positive en fin d'expiration (PEEP)
■ maladie de la valve mitrale
■ régurgitation aortique

Utilisation clinique - hypertension pulmonaire (PH)
■ MPAP au repos >25 mmHg (avec PCWP >12 mmHg)
■ Classification (OMS)
• 	Hypertension artérielle pulmonaire (HTAP) - fMPAP
• 	sans fLAP, il s'agit d'une maladie du tissu conjonctif, d'un shunt gauche-droit, d'une maladie idiopathique.
• 	LA MALADIE DU cœur gauche se rencontre dans les cas de maladie chronique DU CŒUR gauche (insuffisance ventriculaire gauche), de maladie chronique de la valve mitrale et d'insuffisance cardiaque.
• 	LG avec maladie pulmonaire - CHOBL (bronchopneumopathie chronique obstructive)
• 	OSA (apnée obstructive du sommeil) Mal chronique des montagnes
• 	LG due à une maladie thromboembolique, obstruction de l'artère pulmonaire
• 	Différents types de LH - sarcoïdose, maladie veino-occlusive pulmonaire

Mesure du débit cardiaque

Principe de Fick
• 	Affirme que la quantité de substance absorbée par un organe par unité de temps est égale à la concentration artérielle moins la concentration veineuse multipliée par le débit sanguin vers l'organe.

- Utilisé pour mesurer le débit cardiaque en utilisant de l'oxygène ou du dioxyde de carbone.

Débit cardiaque = Consommation d'oxygène/Concentration en oxygène du sang veineux mêlé= 250 ml/min/ 200 - 150 ml/l = 5 l/min
- La méthode de Keti-Schmidt est une application du principe de Fick pour déterminer le débit sanguin rénal ou le débit sanguin cérébral.
- Cette méthode n'est pas universellement utilisée en raison de l'imprécision de l'échantillonnage et de l'impossibilité de maintenir un état stable.

Thermodilution

Injection répétée de 5 à 10 ml de solution saline froide par l'orifice proximal du cathéter de l'artère pulmonaire et mesure de la variation de température à l'aide d'une thermistance placée à l'extrémité du cathéter.
- L'ordinateur calcule le débit cardiaque à l'aide de l'équation de Stewart-Hamilton. Le débit cardiaque est inversement proportionnel à l'aire sous le diagramme température-temps.

Plusieurs mesures doivent être effectuées et la moyenne doit être calculée, car le débit sanguin dans l'artère pulmonaire varie en fonction du cycle de ventilation.
- Des lectures imprécises peuvent résulter de shunts intracardiaques, d'une régurgitation tricuspidienne, d'une ventilation à pression positive, de changements dans le taux d'injection et de l'emplacement de la thermistance près de la paroi du vaisseau.
- La version continue de la méthode de thermodilution utilise un fil chauffant dans le cathéter de l'artère pulmonaire pour chauffer le sang par impulsions toutes les 30 à 60 secondes.
- Les variations de température mesurées par la thermistance sont comparées à la dépense d'énergie thermique pour obtenir une mesure du débit cardiaque constant.

Dilution de l'indicateur
- Le colorant vert d'indocyanine et sa concentration sont mesurés en périphérie à l'aide d'un spectromètre photoélectrique.
- En cas de dilution de l'indicateur (par ex. lithium), l'étalonnage de l'analyse de la forme d'onde artérielle permet de mesurer le CO en continu (par ex. LiDCOplus).
- Certains appareils de mesure continue du CO ne sont pas étalonnés (par exemple LiDCOrapid).

Echocardiographie

Transthoracique ou transoesophagienne
- La mesure de la section transversale et du débit dans la voie d'écoulement ventriculaire L (LVOT) permet d'obtenir facilement le volume par unité de temps, à partir duquel le débit cardiaque peut être calculé.
- L'échocardiographie tridimensionnelle peut être plus précise que l'échocardiographie bidimensionnelle.

Doppler œsophagien
- Le débit moyen dans l'aorte descendante est utilisé et une proportion fixe du débit cardiaque est supposée passer par l'aorte.
- La multiplication par l'estimation de la surface de la section transversale obtenue à partir du nomogramme donne le volume d'impact approximatif
- La combinaison avec la fréquence cardiaque donne une estimation du débit

cardiaque.

Application clinique - variabilité de la pression pulsée (PPV)

L'hypovolémie affecte le retour veineux, qui présente une variabilité au cours de la ventilation en pression positive. Ainsi, la réponse aux fluides peut être prédite en mesurant le VPP pendant le cycle de ventilation. Les paramètres fonctionnels tels que le VPP, plutôt que les mesures statiques, sont de meilleurs prédicteurs de la réponse aux fluides.

Les ultrasons et l'effet Doppler

Le son est mesuré à l'aide d'une unité SI, le décibel, qui est le rapport de deux magnitudes de la puissance d'un signal acoustique égal à dix fois le logarithme total de ce rapport. Il compare la puissance du son mesuré à la force du son produit au seuil d'audition. La plage normale d'audition pour l'homme se situe entre 20 et 20 000 Hz, la limite supérieure se détériorant avec l'âge. Le seuil moyen de la douleur est de 130 décibels. Les sons et les ultrasons peuvent être focalisés à l'aide de lentilles acoustiques et de miroirs.

Les ultrasons sont des sons de très haute fréquence (>20 kHz), inaudibles pour l'oreille humaine. Les ultrasons cliniques fonctionnent entre 1 et 10 MHz, soit 50 000 fois la fréquence du domaine audible.

Échographie

• Produit par un transmetteur à cristal vibrant sur un transducteur ultrasonique

• Les ondes sont absorbées par le tissu qu'elles traversent, ce que l'on appelle l'atténuation.

• L'eau provoque une faible atténuation ; l'os et l'air provoquent l'atténuation la plus importante.

• Lorsque les ondes ultrasonores atteignent la frontière entre deux substances différentes, une partie de l'onde est réfléchie, en fonction de la différence de densité des tissus.

• Un gel est utilisé sur la sonde pour réduire la différence de densité, ce qui réduit l'atténuation et améliore l'image.

• Le transducteur de la sonde enregistre les ondes réfléchies

• La comparaison des ondes transmises et réfléchies permet de former une image

• Les ultrasons à basse fréquence permettent une meilleure pénétration des tissus, mais les images produites ont une moins bonne résolution.

• Pour une résolution maximale, on utilise la fréquence la plus élevée, qui pénètre suffisamment profondément dans les tissus.

• Les différentes zones du corps requièrent des fréquences différentes en conséquence

Types d'échographie

• L'amplitude ou le balayage A fournit des informations sur la profondeur des tissus.

• Le mode M détecte les mouvements aux limites des tissus

• Mode B - le changement de direction de la source d'ultrasons produit une image bidimensionnelle.

L'effet Doppler

• Les ondes sonores sont transmises par des particules oscillantes dans la direction de l'onde elle-même

• Si elles sont réfléchies par une surface qui se déplace vers les ondes, les pics seront plus rapprochés, de sorte que la longueur d'onde des ondes réfléchies sera plus courte et la fréquence plus élevée.

• C'est ce que l'on appelle l'effet Doppler ; c'est la raison pour laquelle la tonalité d'une sirène d'ambulance change à mesure qu'elle se rapproche ou s'éloigne. Application

• Les ultrasons sont utilisés pour l'imagerie diagnostique

• L'échographie Doppler est utilisée pour surveiller

• flux dans les vaisseaux sanguins pour la chirurgie vasculaire

• rythme cardiaque fœtal

• l'évaluation du volume d'apoplexie et du débit cardiaque par Doppler œsophagien

• flux sanguin utérin

• Un scanner duplex combine des images échographiques en temps réel avec des images Doppler couleur indiquant la vitesse, comme l'échocardiographie.

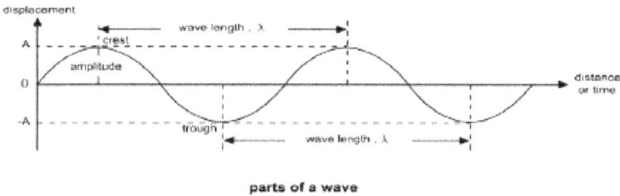

parts of a wave

Parties d'une vague

Il est important de comprendre les composantes d'une onde sinusoïdale.

La longueur d'onde s'étend d'une crête à l'autre ou d'un creux à l'autre. Notez qu'une onde sinusoïdale traverse la ligne de base deux fois sur une longueur d'onde.

La fréquence peut être décrite comme le nombre de cycles par seconde.

Vitesse de la longueur d'onde = longueur d'onde x fréquence.

Au fur et à mesure que les ondes ultrasonores pénètrent en profondeur, elles perdent de l'amplitude. Par conséquent, les ondes réfléchies par les tissus profonds ont une amplitude plus faible que les ondes revenant des zones superficielles. Les ondes réfléchies par les tissus superficiels reviennent plus tôt que les ondes provenant des tissus plus profonds.

Si les images sont affichées sur un moniteur sans traitement, les tissus profonds apparaîtront plus sombres et plus tardifs (désynchronisés) que les tissus superficiels. Ce problème peut être résolu en utilisant la compensation du gain temporel.

Les images provenant de tissus plus profonds sont amplifiées. Sur les anciens appareils, la compensation du gain temporel ressemble à une série de curseurs.

Signification clinique

1. *Pourquoi la fréquence et la longueur d'onde sont-elles importantes pour obtenir une image échographique claire ?*

Les ultrasons médicaux utilisent des ondes sonores dont les fréquences se situent au-delà de la plage auditive de l'homme normal. Il s'agit généralement de fréquences supérieures à 20 000 Hz, mais qui peuvent aller jusqu'à 50 MHz.

Bien que les ultrasons ne puissent pas détecter des objets plus petits que la longueur d'onde (et donc que des fréquences ultrasonores plus élevées donnent une meilleure résolution), à une vitesse donnée, le choix de la fréquence est un compromis entre la profondeur d'imagerie et la qualité de l'image, car les fréquences plus élevées sont absorbées plus rapidement et ne pénètrent donc pas aussi profondément dans les tissus.

Étant donné que v = f X et que v =1 540 m/s (approximativement dans le tissu humain), une fréquence de sonde de 1 à 15 MHz est nécessaire pour visualiser des objets de 1 mm de diamètre.

Les hautes fréquences s'atténuent rapidement, il est donc important de choisir une sonde dont la fréquence est adaptée à la taille et à la profondeur de la cible.

Plus la longueur d'onde est courte (et donc plus la fréquence est élevée), plus la résolution est élevée, mais plus la pénétration est faible. Par conséquent, les sondes à haute fréquence (5-10 MHz) offrent une meilleure résolution, mais ne peuvent être utilisées que pour les structures superficielles et chez les enfants. Les sondes à plus basse fréquence (25 MHz) offrent une meilleure pénétration, bien qu'avec une résolution moindre, et peuvent être utilisées pour imager des structures plus profondes.

Le sang s'éloigne de la source des ultrasons.

La vitesse de propagation des ondes sonores dans le sang est constante.

Par conséquent, chaque cellule sanguine réfléchissante reçoit moins d'ondes d'ultrasons et réfléchit donc moins d'ondes.

La fréquence des ondes renvoyées est donc réduite.

Cela peut être illustré par l'exemple d'une ambulance en approche qui émet un son aigu et d'une ambulance en partance qui émet un son grave.

BART (Blue Away Red Towards) est un moyen mnémotechnique couramment utilisé pour se souvenir de la couleur du sang sur un Doppler couleur. Toutefois, avec le Doppler couleur, la couleur peut être inversée, il convient donc de vérifier le réglage de l'appareil.

Les signaux EEG vont de 1 à 500 V et de 0 à 60 Hz. Les signaux ECG varient entre 0,1-50 mV et 0-100 Hz. Les signaux EMG varient entre 0,01100 mV et 0-1 000 Hz (1 kHz). Le rapport signal/bruit est le rapport entre l'amplitude du signal et l'amplitude du bruit en décibels. Pinnock CA, Lin ES, Smith T. Fundamentals of Anaesthesia, 2e éd. Greenwich Medical Media Ltd, 2003, Section 4 : Chapitre 2.

Tests simples de la fonction pulmonaire

Tests de la fonction pulmonaire

Lecture

1. évaluation du risque préopératoire
2. diagnostic des maladies pulmonaires
3. évaluation du traitement
4. détermination du degré de maladie des voies respiratoires *Tests pulmonaires fonctionnels au chevet du patient*

1. Test d'expiration : le patient prend une grande inspiration et est invité à retenir sa respiration le plus longtemps possible. >25 sec=normal, <15 sec= mauvais pronostic chirurgical
2. Test de toux : respiration profonde suivie d'une toux toux inadéquate si CVF <20mc/kg, VEMS<15ml/kg
3. Tests cliniques : capacité à craquer une allumette ou à monter des escaliers ; imprécis et subjectif.
4. Débitmètre de pointe Wright
mesure le débit expiratoire de pointe (DEP), normal = 450-700 l/min (hommes) 300-500 l/min (femmes)

L'air est soufflé à travers la palette, qui tourne et déplace l'aiguille de la flèche, qui reste stationnaire au point de débit maximal jusqu'à ce qu'elle soit déchargée.

5. Le respiromètre de Wright, situé dans le coude expiratoire du tube respiratoire avant la valve d'expiration, mesure le volume respiratoire expiré. Le flux de gaz à l'intérieur du respiromètre entraîne des roues ou des rotors en rotation ; le degré de rotation est mesuré électroniquement, photoélectriquement ou mécaniquement.

- Les débits sont obtenus en calculant la moyenne des volumes dans le temps.
- Peut être portable, sous-évalue à faible débit (friction) et surévalue à fort débit.

La pression inspiratoire maximale est la pression maximale dans le circuit pendant la phase inspiratoire et reflète l'extensibilité dynamique.

La pression de plateau est la pression mesurée pendant la pause inspiratoire (la phase du cycle respiratoire pendant laquelle il n'y a pas de flux gazeux) et reflète la **résistance statique à la traction.**

Lors d'une ventilation sans maladie pulmonaire, la pression inspiratoire maximale est égale ou légèrement supérieure à la pression de plateau. *Une augmentation parallèle de la pression inspiratoire maximale et de la pression de plateau se produit avec une augmentation du volume respiratoire ou une diminution de la distensibilité pulmonaire. Une augmentation de la pression inspiratoire maximale avec une légère variation de la pression de plateau indique une augmentation du débit volumique inspiratoire ou une augmentation de la résistance des voies respiratoires* (tableau). Ainsi, la forme de la courbe de pression inspiratoire peut indiquer l'état des voies respiratoires.

Raisons de l'augmentation de la pression inspiratoire maximale

Augmentation parallèle de la pression inspiratoire maximale et de la pression de plateau : augmentation du volume respiratoire ; diminution de la distensibilité pulmonaire ; œdème pulmonaire ; Position de Trendelenburg ; Épanchement pleural ; Ascite ; Tamponnade abdominale ; Insufflation abdominale de gaz ; Pneumothorax sous tension ; Intubation endobronchique
Augmentation de la pression inspiratoire maximale avec une pression de plateau normale : augmentation du débit inspiratoire ; augmentation de la résistance des voies aériennes ; entortillement de la sonde endotrachéale ; bronchospasme ; blocage de l'expectoration ; aspiration d'un corps étranger ; constriction des voies aériennes ; hernie de la manchette de la sonde endotrachéale.

Volumes pulmonaires statiques

Spirométrie : le patient effectue un effort aspiratoire et expiratoire maximal dans l'embout buccal.

- peut être utilisé pour évaluer l'efficacité des bronchodilatateurs
- Aucune capacité résiduelle fonctionnelle (CRF), volume résiduel (VR), capacité pulmonaire totale (CPT) ne peut être mesurée.

sont influencées par la taille (augmentation), l'âge (diminution), le sexe, l'âge (diminution) et le sexe.

Spirométrie pour mesurer l'expiration forcée après une inhalation maximale.

Utile pour différencier les maladies pulmonaires obstructives et restrictives.

Dans les maladies obstructives (par exemple l'asthme), le volume expiratoire forcé par seconde (VEMS) est généralement réduit, la capacité vitale forcée (CVF) est généralement normale et le rapport VEMS/CVF est réduit.

Dans les maladies restrictives (par exemple la fibrose), le VEMS et la CVF diminuent, tandis que le rapport VEMS/CVF reste normal.

La figure montre des schémas typiques de respiration forcée

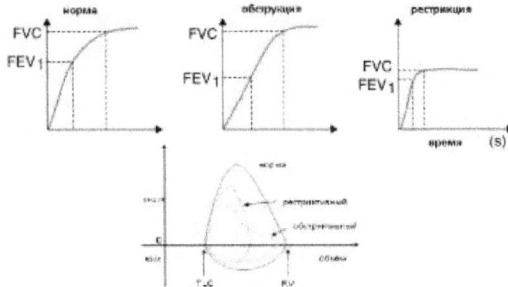

3.   Loopflow-volume : permet une   illustration graphique. les efforts spirométriques du patient.

■   Le débit est différé du volume pour montrer une boucle continue de l'inspiration à l'expiration.

Chez les patients en bonne santé, après l'expiration d'une petite quantité de gaz, le débit est limité par la compression des voies respiratoires et est déterminé par le recul élastique des poumons et la résistance à ce point.

■   Dans les maladies restrictives, le débit maximal et le volume total de gaz expiré sont réduits. L'augmentation du recul entraîne un débit élevé en fin d'expiration.

■   En cas de maladie obstructive, le débit est faible par rapport au volume pulmonaire, avec un aspect "bombé" après le débit maximal.

Volumes et capacités pulmonaires

Quatre volumes pulmonaires
1.   volume expiratoire
2.   Volume de réserve inspiratoire
3.   volume de réserve expiratoire
4.   volume résiduel

Cinq capacités pulmonaires
1.   capacité d'inspiration
2.   capacité respiratoire
3.   capacité de vie
4.   capacité résiduelle fonctionnelle
5.   capacité pulmonaire totale

Volumes pulmonaires

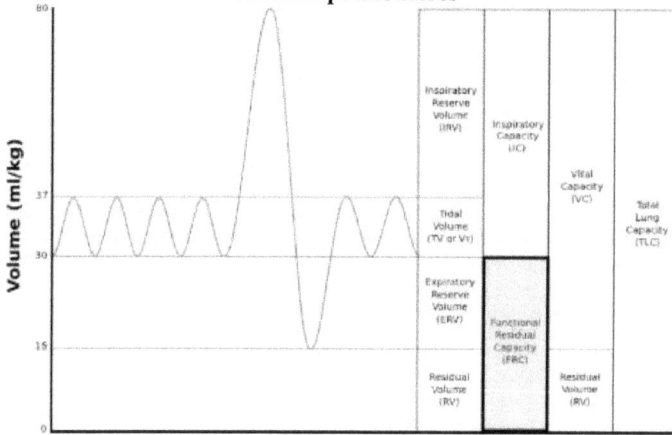

Volume d'inhalation

le volume d'air expiré et inspiré lors d'une respiration calme

6-8 ml/kg 500 ml

Volume de réserve inspiratoire

volume maximal d'air inhalé à la fin de l'expiration -3000 ml

Volume de réserve expiratoire

le volume maximal d'air qui peut être expiré depuis la position de repos est de 1500 ml

Volume résiduel

Volume d'air restant dans les poumons après une expiration maximale

20-25 ml/kg 1200 ml

Capacité pulmonaire Capacité pulmonaire totale

Somme de tous les volumes après une inhalation maximale - 4-6L

Capacité de vie

volume d'air maximal pouvant être inhalé en position expiratoire finale 60-70 ml/kg 3800 ml

Capacité respiratoire

Volume respiratoire (TV)+ Volume de réserve expiratoire (ERV)

*Capacité résiduelle fonctionnelle (*CRF)

volume d'air pulmonaire en fin d'expiration (volume résiduel (VR) et VRE) 30-35 ml/kg, 2500 ml

est réduite par : la position allongée, l'obésité, les ascites, l'anesthésie

Fonction FRC : stockage de l'oxygène, prévention de l'atélectasie, réduction du travail respiratoire

Mesure FRC/RV

Peut être mesuré par

1.   Lixiviation de l'azote

•   le patient respire de l'oxygène à 100 %.

•   le volume d'air expiré et la concentration d'azote dans ce volume sont mesurés

•   la différence de volume d'azote à la concentration initiale et à la concentration finale dans l'expiration permet de calculer la CRF

2. Dilution de l'hélium

Le patient inspire et expire à partir d'un réservoir contenant un volume connu de gaz contenant des traces d'hélium.

L'hélium est dilué avec le gaz précédemment présent dans les poumons La concentration d'hélium expiré permet d'estimer le volume des poumons

3. Pléthysmographie corporelle

• au moyen d'un appareil appelé bodipletismographe. Cet appareil se compose d'une caméra corporelle (dans laquelle une personne est assise) avec un pneumotaphographe et un ordinateur qui affiche les données.

• le patient respire contre un obturateur fermé pour induire des changements de pression dans le caisson proportionnels au volume d'air dans le poumon

Ressources recommandées pour la formation
1. https://www.frca.co.uk/default.aspx
2. https://resources.wfsahq.org/update-in-anaesthesia/
3. https://www.esaic.org/education/edaic/how-to-prepare-for-the-exam/
4. https://www.pastest.com/primary-frca-mcq/
5. QBase Anaesthesia : Volume 6, MCQ Companion to Fundamentals of Anaesthesia (en anglais)
6. https://frcaexam.com
7. https://gotheextramile.com

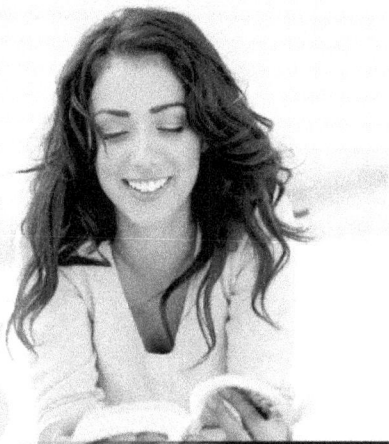

Ingram Content Group UK Ltd.
Milton Keynes UK
UKHW040713120723
424996UK00001B/92